# 骨关节疾病
## 中西医诊治与康复

主编 杨 彬 孙 涛 陈 峰 徐永生

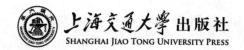

上海交通大学出版社
SHANGHAI JIAO TONG UNIVERSITY PRESS

**内容提要**

本书首先介绍了骨与关节的生物力学和骨科常用中药与方剂；然后对上肢脱位、下肢脱位、非化脓性关节炎、代谢性骨病、脊柱疾病进行了全面阐述，详细讲解了其发病机制、临床表现、相关检查、治疗等；最后陈述了常见疾病的中医康复治疗。希望本书既能作为低年资骨科医师的临床诊疗规范手册，又能成为中高级骨科医师临床工作中必备的参考资料，还可作为医学院校学生、研究生及相关学科工作者的参考书。

**图书在版编目（CIP）数据**

骨关节疾病中西医诊治与康复 / 杨彬等主编. --上海 : 上海交通大学出版社，2023.12

ISBN 978-7-313-29633-7

Ⅰ. ①骨… Ⅱ. ①杨… Ⅲ. ①关节疾病－中西医结合－诊疗②关节疾病－康复 Ⅳ. ①R684

中国国家版本馆CIP数据核字（2023）第197257号

# 骨关节疾病中西医诊治与康复
GUGUANJIE JIBING ZHONGXIYI ZHENZHI YU KANGFU

主　编：杨　彬　孙　涛　陈　峰　徐永生

出版发行　上海交通大学出版社

邮政编码：200030

印　　制：广东虎彩云印刷有限公司

开　　本：710mm×1000mm　1/16

字　　数：213千字

版　　次：2023年12月第1版

书　　号：ISBN 978-7-313-29633-7

定　　价：198.00元

地　　址：上海市番禺路951号

电　　话：021-64071208

经　　销：全国新华书店

印　　张：12.25

插　　页：2

印　　次：2023年12月第1次印刷

# 前言
FOREWORD

骨科学是一门专业性强、技术性高、涉及领域广泛的学科。骨关节疾病作为骨科疾病中的常见疾病,随着医疗卫生条件和科学技术的发展也取得了较大的的进展。中医学作为传统医学,有着悠久的历史,在诊断与治疗骨关节疾病中发挥着重要的作用,再加上现代医学的不断完善,诊断与治疗骨关节疾病的手段与方法也越来越多。中医学与现代医学的结合对于诊断与治疗骨关节疾病有着极大的影响,在一定程度上提高了骨关节疾病的治愈率,也为患者日后的生活质量提供了保障。作为从事骨关节疾病诊断与治疗的临床工作者,要紧跟当前骨科学的发展,不断学习新技术与新方法,并充分吸收中医学的精华,加深对中西医结合诊治骨关节疾病的理解与认识,基于以上原因,我们特组织在中西医结合诊治骨关节疾病有丰富经验的专家,编写了《骨关节疾病中西医诊治与康复》一书,旨在为骨科学的发展尽一份力量。

本书首先介绍了骨与关节的生物力学及骨科常用中药与方剂;然后对上肢脱位、下肢脱位、非化脓性关节炎、代谢性骨病、脊柱疾病进行了全面阐述,详细讲解了其发病机制、临床表现、相关检查、治疗等;最后陈述了常见疾病的中医康复治疗。本书语言通俗易懂、文字精炼、图文并茂,将一些难以理解或者烦琐的知识形象地表达了出来,使所述内容一目了然,对提高年轻医师的临床诊疗技巧、思维能力及临床实践能力大有助益。希望本书既能作为低年资骨科医师的临床诊疗规范手册,又能成为中高级骨科医师临床工作中必备的参考资料,还可作为医学院校学生、研究生及相关学科工作者的参考书。

　　本书在编写过程中得到了各编者所在单位及科室同仁的鼎力支持,在此表示衷心感谢。由于各位学者的临床经验及编写风格有所差异,加之编写时间仓促,本书中存在的不足之处在所难免,希望诸位同道不吝批评指正,以期再版时改进完善。

《骨关节疾病中西医诊治与康复》编委会
2022 年 12 月

# 目 录
CONTENTS

第一章　骨与关节的生物力学 …………………………………… （1）

　　第一节　骨的生物力学 ……………………………………… （1）

　　第二节　关节的生物力学 …………………………………… （13）

第二章　骨科常用中药与方剂 …………………………………… （24）

　　第一节　骨科常用单味中药 ………………………………… （24）

　　第二节　骨科常用中药方 …………………………………… （37）

第三章　上肢脱位 ………………………………………………… （43）

　　第一节　肩部关节脱位 ……………………………………… （43）

　　第二节　肩锁关节脱位 ……………………………………… （51）

　　第三节　肘部关节脱位 ……………………………………… （53）

　　第四节　腕、指骨脱位 ……………………………………… （61）

第四章　下肢脱位 ………………………………………………… （71）

　　第一节　髋关节脱位 ………………………………………… （71）

　　第二节　膝关节脱位 ………………………………………… （75）

　　第三节　上胫腓关节脱位 …………………………………… （76）

第五章　非化脓性关节炎 ………………………………………… （78）

　　第一节　肱二头肌长头肌腱炎和腱鞘炎 …………………… （78）

　　第二节　肱骨外上髁炎 ……………………………………… （79）

第三节　肱骨内上髁炎 ……………………………………（84）

第四节　骨性肘关节炎 ……………………………………（87）

**第六章　代谢性骨病** …………………………………………（91）

第一节　佝偻病 ……………………………………………（91）

第二节　骨质软化症 ………………………………………（99）

第三节　成骨不全 ……………………………………………（102）

**第七章　脊柱疾病** ……………………………………………（107）

第一节　颈椎病 ……………………………………………（107）

第二节　创伤性寰枢椎失稳 ………………………………（126）

第三节　枢椎弓骨折 ………………………………………（132）

**第八章　常见疾病的中医康复治疗** …………………………（137）

第一节　风湿性关节炎 ……………………………………（137）

第二节　化脓性关节炎 ……………………………………（141）

第三节　骨关节炎 …………………………………………（145）

第四节　骨坏死性疾病 ……………………………………（151）

第五节　老年骨质疏松症 …………………………………（164）

**参考文献** ………………………………………………………（189）

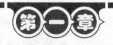

# 骨与关节的生物力学

## 第一节 骨的生物力学

### 一、骨的力学性能

骨的力学性能可以从材料（组织）和结构两个方面加以分析。骨的材料力学性能反映的是骨材料固有的力学特性，相对独立于骨的几何结构，通常用标准和均匀骨样本的力学测试来确定。骨的结构力学性能则是通过对完整骨样本进行力学测试来确定，它反映了骨的整体结构对力学负荷的响应。需注意的是，骨的材料力学性能和结构力学性能之间并无明显界限。如骨折，当整体骨的结构因受力而断裂时，不仅骨的结构力学性能被破坏，而且骨的材料力学性能也同样被破坏。

#### （一）骨的材料力学性能

应力和应变是骨的材料力学性能中两个最基本的元素，它们描述了骨受力后所产生的内部效应。当外力作用于骨时，骨以形变来产生内部的抗力，即是骨应力。骨应力的大小表示作用于骨截面上的外力与骨截面面积之比，单位是帕（Pascal，Pa）或兆帕（MPa），即牛顿/平方米。骨应变是指骨在外力作用下的变形，大小等于骨受力后长度的变化量与原长度之比，是一个无量纲的单位，一般以百分比表示。

骨受力后产生的应力与应变可通过应力-应变曲线来描述，其中 $y$ 轴坐标表示应力大小，$x$ 轴坐标表示应变大小（图 1-1）。

应力-应变曲线可分为 2 个区：弹性变形区和塑性变形区。在弹性变形区内，骨受力后发生弹性变形，即外力一旦被卸载后，骨可恢复至原始形状和大小。应力-应变曲线在弹性区的斜率定义为骨材料的弹性模量或杨氏模量，它表示材料抗形变的能力,单位是 Pa 或 MPa,与应力单位相同。弹性变形区末端点或塑性变形区初始点称为屈服点。该点对应的应力使骨产生了最大的弹性形变,也称为弹性极限。屈服点以后的区域称为塑性变形区,此时骨材料已发生结构的破坏和永久的变形。当外力超过一定数值时,骨发生断裂即骨折。导致骨折所需的应力称为骨的最大应力或极限强度。若骨受拉伸外力作用而发生骨折,则骨的极限强度又可称为极限拉伸强度。相应的,骨在受压缩负荷、弯曲负荷和扭转负荷下的极限强度,可依次称为骨的极限压缩强度、极限弯曲强度和极限扭转强度。

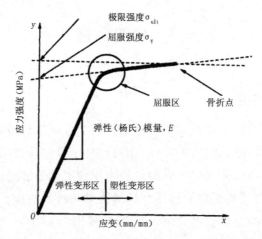

**图 1-1　拉伸试验中松质骨典型的应力-应变曲线**
包括弹性变形区(线形区)、屈服点和塑性变形区(屈服后区)

应力-应变曲线中骨折点或骨断裂点对应的应变可用于描述骨材料的柔软性。整个应力-应变曲线下面的面积表示骨材料在断裂前积聚的应变能量,以焦耳表示,它也被称为骨的韧性。在正常情况下,骨所受到的生理负荷使骨发生弹性变形,当外力负荷被卸载后,弹性变形区内的能量可同时被骨释放,骨可恢复原状。若外力负荷被卸载后,应力-应变曲线下面的面积,即表示骨所释放的能量小于外力加载时骨所积聚的能量,其间丢失的能量被称为滞后。当骨不断受到外力重复作用时,其应变能量不能被完全释放,积累后可导致骨结构被破坏,表现为疲劳性骨折。

**(二)骨的结构力学性能**

骨的结构力学性能通常用载荷-变形曲线来描述,其中 $y$ 轴坐标表示载荷大小,$x$ 轴坐标表示变形大小(图 1-2)。为了避免问题的复杂化,以形态近似圆柱状的骨标本为例,通过对其进行拉伸试实验,讨论骨的结构力学性能。

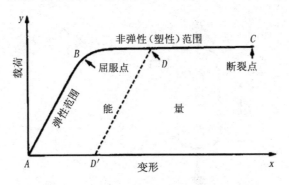

图 1-2　某一韧性材料的载荷-变形曲线

图 1-2 显示了圆柱状的骨标本通过拉伸试验获得的载荷-变形曲线。与应力-应变曲线相同,载荷-变形曲线首先包含一段线性区域(也称为弹性区域),随后是一段非线性区域,分别对应骨组织在拉伸负荷作用下发生的弹性变形和塑性变形。在弹性区域内,载荷-变形曲线的斜率表示骨的轴向刚度。在该例子中,骨在弹性区域内承受的载荷($F$)、发生的变形($x$)、骨的轴向刚度($k$)之间有如下的关系。

$$F = kx$$

从这一等式中可推知,在一定的外力负荷条件下,骨的弹性刚度越大,骨所产生的弹性变形越小。对于圆柱状的骨标本而言,其产生的弹性变形(ΔL)可表示为:

$$\Delta L = FL/AE$$

式中:$L$ 表示骨标本的初始长度,$A$ 表示截面积,$F$ 表示外力,$E$ 表示材料的弹性模量。

由方程可知,骨标本受力后产生的弹性变形与外力的大小、骨标本的初始长度成正比,与骨标本的截面积、弹性模量成反比。由此可知,载荷-变形曲线是根据材料的几何结构,如截面积和初始长度的变化而变化,因此该曲线描述的是骨的结构力学性能。

例如,从成年人股骨干中提取一小块圆柱形骨,对其进行拉伸试验,输出的载荷-变形曲线见图 1-3,其中骨的截面积假定为 $A$,初始长度为 $L$,弹性模量为 $E$。如果将标本切成一半(即长度由 $L$ 变成 $L/2$),再重复上述试验,则结果将如何呢?由方程可推知:

$$F = (AE/L)\Delta L$$

即载荷-变形曲线的斜率,也就是骨的轴向刚度可由 $AE/L$ 表示。

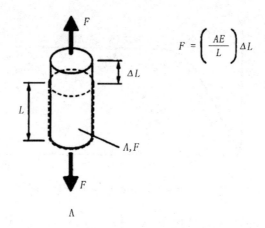

$$F = \left(\frac{AE}{L}\right)\Delta L$$

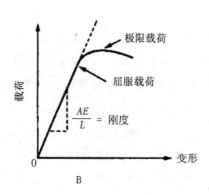

**图 1-3　骨的结构力学性能**

A.圆柱状松质骨(长度为 $L$,面积为 $A$)经施加压缩载荷后产生了变形 $\Delta L$;B.载荷-变形曲线描述了骨的结构力学性能,标本的形状对刚度 $AE/L$ 和极限载荷有影响

　　由方程可知,骨的轴向刚度随骨的截面积($A$)和弹性模量($E$)的增加而增大,随骨标本的初始长度($L$)的增加而减小。因此,当标本被切成一半后,标本的初始长度减小一半,由 L 变成$L/2$,则载荷-变形曲线表示的轴向刚度将增大1倍。这个例子说明,即使被测标本来源于相同的骨组织,即弹性模量相同,但只要被测标本的体积不同,也将获得不同的载荷-变形曲线。因此,载荷-变形曲线是对骨结构力学性能的描述,它反映了整体骨结构的力学性能。相反,独立于标本几何形态的应力-应变曲线,则描述了标本的材料力学性能。

　　在载荷-变形曲线两段区域的连接点处,表示了骨组织在此时发生了屈服,该点对应的载荷称为屈服载荷。屈服载荷使得骨组织的内部结构发生了变化,它通常还蕴含着一个破坏积累。骨组织发生屈服以后,骨组织所产生的非弹性变形将持续至骨折发生。此时,骨组织的承载负荷能力全部丧失,即承载失败。骨组织在承载失败时的载荷称为极限载荷或失败载荷。

### (三)骨的其他重要力学性能

骨是各向异性材料,其材料力学性能依赖于载荷方向,需测量更多的参数才能完整地描述它们的弹性性能。对皮质骨而言,它的力学强度依赖于载荷的加载方向,皮质骨纵向上的强度和刚度大于其横截面的强度和刚度,纵向上的弹性模量要比横向弹性模量增加 50%。对松质骨而言,松质骨的微观结构决定了它在每一个横截面上的弹性特征近似于各向同性,而在纵向上则为各向异性(图 1-4)。

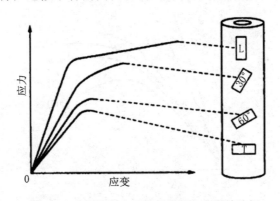

图 1-4　人股骨干皮质骨试样的各向异性特征

沿皮质骨的长轴方向弹性模量和强度都较沿骨的横轴方向高

杨氏模量和泊松比是用于描述各向同性材料弹性特征的 2 个参数,其中泊松比是指物体受挤压或拉伸时的膨胀率或收缩率。试验表明,松质骨的纵向弹性模量约为横向弹性模量的 1.5 倍,泊松比接近于 0.6,高于金属,说明骨在受力时体积增大较多。

骨是黏弹性材料,它的力学性能依赖于施加载荷的应变率大小和加载时间。日常生活中,活体骨的应变率相差很大。如慢步走时,应变率为 0.000 1/s;疾步走时,应变率为 0.01/s。活动越激烈,骨所产生的应变率越大。就松质骨而言,应力-应变曲线初始斜率随应变率增加而增大,表明松质骨在高应变率载荷下,弹性模量高,同时屈服强度和最大强度也随着应变率的增加而增加(图 1-5)。如果应变率的变化范围相同,则松质骨强度的变化大于其弹性模量的变化(图 1-6),表明拉伸强度对应变率的变化要比弹性模量敏感。

对于黏弹性材料的骨来说,它具有蠕变和应力松弛特性。蠕变是指材料在恒力作用下,变形随时间增大,直至平衡。应力松弛则指材料在恒定的变形下,所需维持变形的力随时间减小,直至平衡。图 1-7 是成人松质骨在承受不变张应力时,时间与应变之间的关系曲线。从该曲线中可发现,松质骨具有与其他工程材料相同的 3 段曲线特征。在初始阶段,样本承载后发生持续性应变,然后蠕变率随应变强度增加而逐渐下降。在第 2 阶段中,曲线蠕变率增加明显。尽管应变量仍低于屈服和最大载荷,但当对松质骨施加载荷并持续一定时间后即达第 3 阶段,也可能发生骨折。

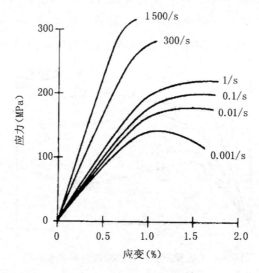

**图 1-5　应力-应变曲线图**

应变率的大小取决于松质骨的材料特性。应变率增加时,弹性模量和强度也随之增加

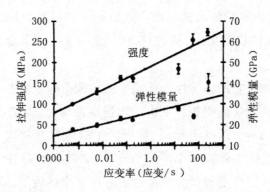

**图 1-6　人体松质骨纵轴负载时的弹性模量与极限拉伸强度受应变率大小影响**

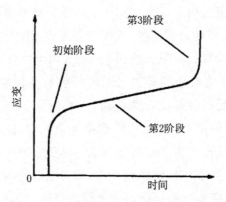

图 1-7　人体松质骨负荷蠕变特征的示意图

## 二、骨力学性能的测试

### (一)标本制备与保存

骨力学性能的试验测试结果取决于许多因素,如骨的类型(皮质骨或松质骨)、骨样本的取材部位、骨的年龄和体重差异,以及力学测试条件等。这些因素都应随时记录,以便测试后进行数据的对照和分析。骨组织标本取材后,应剔除附着于骨上的软组织。如果不能马上进行力学测试,则用浸透生理盐水的纱布包裹后放入塑料袋中,存入 $-20$ ℃以下的冰箱中保存,待测试时,让其自然解冻。骨干燥或脱水对骨的强度和弹性模量都有较大影响。试验表明,干燥脱水后的骨应力-应变曲线几乎没有明显的屈服阶段,骨破坏时的能量吸收也将大大降低,干燥骨的弹性模量也往往较湿骨高。因此,在力学测试时,保持骨试件的湿润是非常必要的。

### (二)力学测试方法

1.拉伸试验

一般要求骨样本具有较大的体积。测试时要对骨的两端牢固固定,以保证测试结果的可靠性。拉伸试验是测试骨力学性能很好的一种试验方法,但是,加工试件有相当大的难度。一般可用油石将试件细磨成 $1\sim 2$ mm 宽、$5\sim 10$ mm 长、0.5 mm 厚的均匀试件,试件两端用 502 胶粘在特殊设计的夹具端部,即用线切割机切出的小缝中。由于骨主要起负重作用,即主要承受压力负荷,故拉伸试验的实际应用较少。

2.弯曲试验

该方法被大量用于骨干、皮质骨的力学性能测试,是一种应用非常广泛的力学测试方法。弯曲试验包括3点弯曲和4点弯曲。弯曲试验在理论上要求试件跨度达到试件直径（或宽度）的16倍，试件过短易受到剪切力的影响。一般的，大鼠长骨进行弯曲试验时的跨距若达到17 mm，则可以保证试件90%以上的变形由弯曲产生。4点弯曲也是经常被采用的一种弯曲试验方法，它可以保证试件在2个加载点之间受到的是纯弯曲负荷，干扰因素少，结果相对可靠。但是，若标本试样太小，难以保证2个加载点的载荷完全一致，此时常采用3点弯曲试验。有研究者在对大鼠长骨的3点弯曲试验中发现，90%以上标本的断裂都发生在加载着力点，断面基本与长骨轴线垂直，剪切变形的因素占整个变形因素的10%~15%。因此，主要是弯曲负荷而非剪切力导致了骨折。

　　弯曲试验中要注意让试件横截面的方向与载荷方向保持一致。以保证测试结果的精确。同时还应注意加载装置的设计。将试件支座和加载压头加工成马鞍形状是比较理想的。一方面，马鞍形的支座可以防止试件在加载过程中发生滚动；另一方面，马鞍形压头与试件之间是线接触而不是点接触，这样可避免接触部位的局部应力过大。进行弯曲试验时，宜选择形状相对规则的标本，如股骨和肱骨。一般不宜用胫骨为试件，因胫骨较大的弓状弯曲外形易使其在加载时发生滚动，造成受力状况的复杂，从而降低测试的准确性。

　　3.压缩试验

　　该方法常用于松质骨的力学性能测试，其优点在于载荷加载方向与骨的生理受力方向基本相似，且操作也较容易。压缩试验需注意的是，骨试件的上下平面应与加载装置面保持平行，避免应力集中在试件的某个局部，从而减小了被测骨的整体力学强度和弹性模量。压缩试验时，一般要求试件的高度大于直径的1.5倍，同时为减小边界效应的影响，可在骨试件的上下两端涂上润滑剂。对椎体标本来说，还应尽可能去掉椎弓、椎突及附着的软组织，使试件加工形成椭圆柱状，并在细砂纸上将其两端轻轻磨平，以保证试验精度。对松质骨的离体标本来说，由于取样时破坏了骨小梁的边界结构连接，离体松质骨的应力和弹性模量会小于在体的标本，为减小误差，在进行压缩试验时，常需事先对标本的上下断面进行包埋，在离体标本的上下断端黏合一个"帽子"。

　　4.其他试验

　　对骨力学性能的测试，除以上3种最基本的方法外，还包括剪切试验、扭曲试验、疲劳试验和拔出试验等，需根据实际问题的需要，灵活加以运用。无论采用哪种方法，在进行骨力学测试时，必须充分考虑到测试时试样的湿度、温度和负荷的加载速度，因为这些因素会影响测试结果。由于骨干燥后，骨会变脆，导致其弹性模量增加和骨折所需能量下降,因此在测试时要注意用生理盐水来保持骨试样的湿度。另外,温度同样会影响骨的力学性能。总体来说,温度变化对骨的疲劳测试结果有显著影响,如室温下骨产生疲劳性骨折所需的应力是在体温下测试时的 2 倍,但是常温变化对骨的其他力学性能影响不大,如室温下骨的弹性模量仅比体温状态时略高 2%～4%。因此,最理想是在体温 37 ℃的情况下对骨进行力学测试。但考虑到实际操作问题,故大多数骨力学测试在室温下(23 ℃)完成。另外,加载速度也对骨力学性能有影响,因此在对骨进行力学性能测试时,应对加载速度予以报道。在应变速度变化很大的条件下,骨的强度和弹性模量均会有较大的变化。研究发现,在 3 点弯曲试验中,当加载速度在 1～5 mm/s范围内时,骨材料的结构与材料力学性能受加载速度影响的程度较小。

### 三、骨力学性能的分析

通过力学测试获得的骨力学性能,是假设被测标本的几何形状为规则的。对于不规则形状的骨,通过试验方法常无法得出满意而准确的结果。随着计算机技术的发展,一种被称为有限元的分析方法在骨科研究领域获得了广泛的应用。它将呈复杂几何形状的骨组织(主体)分割成许多简单形状的单元,如针对二维主体,分割单元为三角形或四边形;针对三维主体,分割单元为四面体或六面体。在将骨组织分成相对简单形状的单元后,就生成计算机网格模型,用于描述单元节点的几何形态和单元之间的相互联系。在这些信息基础上,附上骨的一些生理性负荷条件后,则可计算出骨组织的应力和应变。如有限元程序可计算出在给定的一系列边界条件下,骨组织所发生的变形。边界条件表示了骨组织的载荷条件和约束条件,根据骨组织的材料参数和计算所得的变形量,可计算出骨组织的应力和应变。有限元分析的精度主要取决于分割的单元数。单元数增加,则物体真正的几何形状就会表达得越完善,应力、应变和变形量这些计算结果就越详尽。

迄今为止,在多数已进行的有限元分析研究中,都将松质骨表示为连续介质材料,通过骨的孔隙率变化调节单元的材料特性。近年来已建立了可表达松质骨详细结构的有限元模型,即用大量的、形状相同的块状单元表示松质骨复杂的结构(图 1-8)。此类分析称为微型有限元分析或大型有限元分析,指的是用巨大数据量的块状单元,计算类似松质骨这样复杂结构物体的应力和应变,也就是说计算基于微结构的骨力学性能。

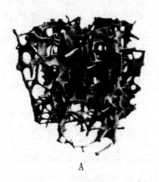
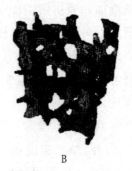

A　　　　　　　　　　　　　　　B

**图 1-8　松质骨微型有限元模型**

A.松质骨骨小梁的微型结构；B.在 2%压缩应变情况下,边长为

2.5 mm 立方体的微型有限元($\mu$FE)模型的局部应力分布图

　　微型有限元分析可用于阐明松质骨的结构对其强度所起的作用。通过建立骨标本的微型有限元模型,在该模型上施加一个逐步增加的外力,就可计算出跟随每一步外力变化,骨组织结构内部局部负荷的状况。

　　微型有限元分析也可用于提高对骨强度的诊断。有研究者利用扫描仪建立了年轻志愿者桡骨远端的微型有限元模型。对该模型施加外力以模拟人摔倒时的受力情况,微型有限元分析得出的结果与临床诊断结果非常吻合,即他们发现了骨组织在摔倒时高负荷发生区域与典型的桡骨远端松质骨骨折的发生区域非常吻合。另有研究者应用相似方法,进行了桡骨远端骨折的预测。他们发现,力学测试获得的桡骨远端骨折发生时的载荷量,与微型有限元分析后得出的骨折预测值具有相当高的相关性($R^2=0.75$),因此,微型有限元分析可用于对骨折风险性的评估。

## 四、骨的力学生物学

　　近年来,随着细胞分子生物学的发展,生物力学研究已深入细胞水平,应力-生长关系以及细胞力学行为,如黏附与运动等成了研究的焦点,逐渐形成了一个新兴的交叉学科"力学生物学"。虽然从字面上看,力学生物学仅改变了生物力学的词序,但是其概念和内涵与生物力学之间有区别。主要表现在力学生物学将研究重心从力学移到生物学,侧重于研究机械力如何调控组织的形态和结构,即研究组织是如何通过细胞对力学刺激的反馈而生成、维持其形态结构并适应其环境。与之对应的生物力学,则是研究生物体中力的作用机制。两者之间的区分以下述例子说明。如果为了研究多大的应力作用于骨会导致其骨折,这属于生物力学研究范畴;反之,如果为了研究骨的形态结构如何跟随作用于骨的应力而变化,这就属于力学生物学研究范畴。

骨力学生物学主要是从细胞分子水平研究和探讨力学环境对骨塑形、骨重建和骨适应性的作用或影响。骨塑形指皮质骨和松质骨的微观结构适应力学环境而成形和生长的过程。现已证实,力学因素参与了骨塑形过程,通过骨吸收与骨形成的相互作用来调整骨的形状、大小及有机组成,使得骨骼结构朝着更有利于其承载负荷的优化方向生长,如松质骨具有顺应外力方向排列的结构模式(图1-9)。

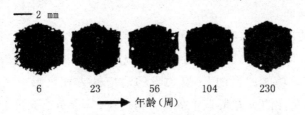

图1-9　反映松质骨塑形过程的骨小梁微型CT图像

骨重建是指一种持续进行着的新骨替代旧骨的过程,其作用在于维持骨的力学性能,防止骨组织内因微损伤或微裂痕的积累而导致骨结构被破坏。骨重建过程是破骨细胞和成骨细胞相互密切作用的过程,在骨形成与骨吸收之间存在着一种偶联的力学因素,它体现在破骨细胞吸收形成的"凹槽"内(图1-10)。近年来的研究表明,因机械负荷而产生的微裂痕和微损伤对骨重建过程的启动十分重要,它可能是诱导某种增加破骨细胞产生的信号。一旦骨重建过程被启动,破骨细胞就沿着主要的机械负荷方向进行骨吸收。

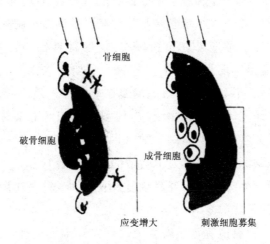

图1-10　解释机械力学因素对骨重建影响的示意图

衬细胞覆盖在小梁的表面,骨细胞位于矿化组织内。骨基质中的微裂纹破坏了骨小管,导致骨细胞信号的阻断,从而引起破骨细胞的募集。募集后的破骨细胞在吸收骨后形成空腔,通过所谓的"凹槽效应"引起局部应变的升高,吸收腔周围的骨细胞感知这种变化后,就向周围发送信号,吸引成骨细胞。这种假定的偶联因素启动的一连串生物化学变化,通过骨细胞所传递的信号,偶联破骨细胞的骨吸收和成骨细胞的骨形成活动。在骨形成的过程中,一部分成骨细胞被包绕在骨基质中,形成新的骨细胞。修复吸收腔后,残留的成骨细胞成为衬细胞,覆盖在新骨的表面。

骨的力学适应性概念,已通过 Wolff 定律而广为人知,许多骨科手术也依据这样的原理而开展,即"通过创建适宜骨组织愈合、适应和维持的力学和生物学环境,达到恢复骨功能的目的"。有关骨的适应性方面已形成了 3 个重要的结论:①骨是与周期性的应力而非静态应力相适应,其中负荷频度和应变速率的变化是影响骨适应性的重要因素,且只有超过 0.5 Hz 频率的力学负荷才能刺激骨形成的发生。②骨的力学适应性存在效力递减现象,即绝对延长对骨施加负荷的时间并不能同比例增加骨量。事实上,随着骨承载负荷时间的增加,骨形成效应将逐渐减缓。但若对骨组织进行间歇性加载,即在骨承载期间给予不同时间的暂停加载后,将能恢复骨组织对力学负荷的敏感性。依据负荷源的性能,该力学敏感性的恢复可能发生在数秒或数小时内。③骨细胞与其惯常的负荷条件相适应。当骨组织适应一种新的力学负荷时,骨细胞必须依据其对先前承载力学环境的记忆,判断新的承载力学环境有何不同,并做出相应反应。由于骨组织内的神经分布少,骨细胞只能对其局部力学加载环境的信息进行处理,且不同于其他力学感受细胞,骨细胞不能依靠中枢神经系统整合与分配其受到的力学刺激信息。

骨量和骨结构为了适应外在负荷,就需要使骨具备感知力学负荷的能力。现已证实,力学应变是实现骨动态平衡的一个重要调控因素。骨细胞是骨中最重要的力学感受器,它不直接对骨组织的机械应变作出反应,而是对由负载引起的组织内(间)的液体流动间接作出反应,特别是骨细胞对液体流动的剪切力极为敏感。但是由于无法确定力学刺激的来源及影响信号转导通路的因素,因此目前尚无法精确地预测骨组织对力学刺激的适应性反应。

虽然有关骨力学生物学的研究目前才刚刚起步,尚存在诸多未知问题等待探索与解答,但是其发展前景和科学意义将是巨大的。通过对骨的力学生物学研究,将有望设计一种更适宜且更安全的锻炼方式来促进骨量的增加,降低骨折发生的危险概率,并且也有望为诸如骨质疏松症、骨关节炎、骨折愈合等与骨重建、骨改建和骨力学适应性相关的疾病,寻求一条预防和治疗的新途径。

## 第二节 关节的生物力学

关节的生物力学研究包含关节的静力学、运动学和动力学 3 个方面。静力学主要研究关节在平衡态时的受力状况;运动学研究关节运动的规律,包括关节活动幅度、关节表面活动、关节活动轴等;动力学研究关节在运动时的受力状况和关节在已知力作用下的运动。

### 一、关节的静力学

#### (一)髋关节的静力学

髋关节是人体最大、最稳定的关节之一,属于典型的球臼关节,由髋臼和包于其内的股骨头组成。其主要功能为负重,担负因杠杆作用而产生的强大压力,将躯干的重量传达至下肢。

正常作用于髋关节的力为体重 $Ss$ 产生的力 $K$ 与其力臂 $h'$ 的乘积,力臂 $h$ 起于股骨头中心。力 $K$ 由外展肌力 $M$ 保持平衡,外展肌力 $M$ 的力臂 $h'$ 的长度为力臂 $h'$ 的 1/3。力 $K$ 和 $M$ 合力 $R$ 的力线相对于地面垂直线的倾角为 16°。合力 $R$ 的力线与力 $K$ 和 $M$ 在 $X$ 处相交,并通过股骨头中心。合力 $R$ 的力线经过髋臼负重面的中心,产生压缩应力(图 1-11)。正常情况下髋关节压缩应力均匀地分布在髋臼负重面上。

髋关节软骨承重面的应力分布如图 1-12 所示:合力 $R$ 通过关节软骨承重面中心,最大应力 $Pin$ 位于合力 $R$ 的力线处,并逐渐向承重面周围递减(图 1-12A)。当股骨头直径大于髋臼时,即使关节不负重或轻度负重,髋臼负重软骨面周围的压缩应力 $Pic$ 仍然明显增加,而髋臼中心部分可能不负载(图 1-12B)。当这种不匹配的球臼关节负载时,髋臼负重软骨面的压缩应力 $Pis$ 是上述两种应力 $Pin$ 和 $Pic$ 的总和(图 1-12C)。

#### (二)膝关节的静力学

膝关节是人体最复杂的关节,由胫股关节和髌骨关节组成。对膝关节的静力学分析可采用自由体的简化分析法。以一侧下肢登梯为例,小腿可以作为自由体,从所有作用在自由体上的力中,确定 3 个主要的共面力:①地面反作用力

$W$(等于体重)。②股四头肌收缩在髌韧带上产生的张力 $P$。③在胫骨平台上的关节反作用力 $J$。

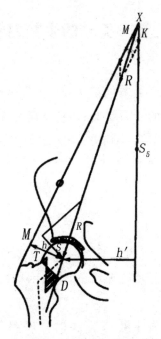

图 1-11　正常髋关节负重受力

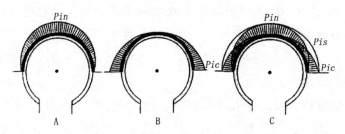

图 1-12　正常髋与病态髋关节应力分布

　　将这 3 个力标示在自由体图上(图 1-13)。由于下肢处于平衡状态,3 个力的作用线将相交于一点。因为两个力作用线是已知的($W$ 和 $P$),第 3 个力($J$)作用线可以求出。延长 $W$ 和 $P$ 的作用线直到两线相交。连接 $J$ 在胫骨表面的作用点和交点即可绘出 $J$ 的作用线(图 1-14)。

　　定出了 $J$ 的作用线后。就可以建立力的三角形。首先画出代表 $W$ 的矢量。然后,从矢量 $W$ 的顶端画出 $P$。$P$ 的作用线和方向可以表示出来,但它的长度不能确定,因为未知其大小。但由于下肢处于平衡状态,如画上 $J$ 三角形必须是封闭的(也就是说 $P$ 的顶端必定触及 $J$ 的起点)。接着从矢量 $W$ 的起点画出 $J$ 的作用线。$J$ 与 $P$ 的交点就是矢量 $P$ 的顶端和矢量 $J$ 的起点。此时,$P$ 力和 $J$ 力的大小可从图中测得(图 1-15),这一例子中,髌韧带力($P$)是 3.2 倍体重,关节反作用力($J$)是 4.1 倍体重。

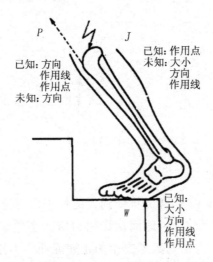

图 1-13　3 个主要的共面力作用在小腿上的情况被标示在自由体图上

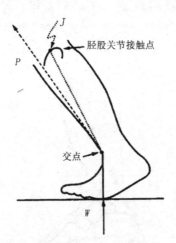

图 1-14　在小腿自由体图上,将力的作用线 $W$ 和 $P$ 延长,直至它们相交(交点)

可以看出,主要肌力对关节反作用力大小的影响远远大于重力所产生的地面反作用力的影响。如果将其他肌肉力一并考虑在内,例如由腘绳肌为稳定膝关节而产生的收缩力,那么关节反作用力就要增加。

从这一例子中可以发现,即使在缓慢登梯及其他日常活动中,膝部仍然承受着很大的力。

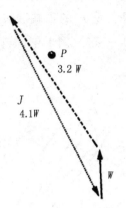

图 1-15　力三角形的构成

### (三)踝关节的静力学

当一个人双腿踮起脚尖时,踝部将受到大的作用力。这时一半体重($W/2$)将落在每个脚上,如图 1-16 所示,由地面反作用力所产生的踝后弯力矩(逆时针方向)为 $+0.5\ W\times 16$ cm,此力矩与跟腱产生的足底屈曲向力矩(顺时针方向)平衡,该力矩大小为 $\overline{F}_A\times 4$ cm。这些力的力臂大小均通过 $X$ 线测试得到。为保持平衡,二力矩应相等,由此得到跟腱力 $F_A$ 为 $2\ W$。若 $\theta=75°$,则 $F_t=F_A\cos 75°$,$F_t=0.52\ W$;$F_N=F_A\sin 75°+(W/2)$,$F_N=2.43\ W$,因此关节力表示如下:

$$(F_N^2+F_t^2)^{1/2}=2.49\ W$$

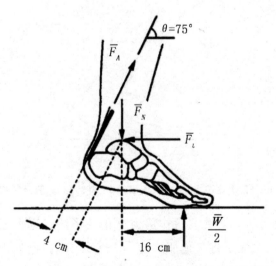

图 1-16　踝部受力的隔离自由体图

从这一例子中可以看到,关节面所受较大的力 $F_i$ 都是由肌力为平衡相对较小的载荷所产生的杠杆作用导致的。如果载荷增加,则关节力将成比例增加。

## 二、关节的运动学

### (一)关节运动学中的常用定义

#### 1.瞬时旋转中心

当一个二维物体旋转而无平动时(例如一固定的自行车的链条转动时),可以观察到物体上任一标志点 $P$ 围绕某一固定点做圆周运动,该固定点就称为旋转轴或旋转中心。当一个刚体既有转动又有平动时(例如,在行走时股骨的运动),在任意时刻的瞬时,物体的运动可以看作绕某一旋转中心的转动,在瞬时时刻,此旋转中心点就称为瞬时旋转中心。运用 Reuleaux 法可求出同一平面内关节活动的瞬时旋转中心。根据这一方法,当环节从一个位置移动到另一位置时,可通过标记环节上 2 个点的位移求出瞬时中心。在图 1-17 上标出环节上两点的最初位置和移动后位置,并做两组点子的连线。接着分别画出这两条连线的垂直平分线,垂直平分线的交点就是瞬时中心。

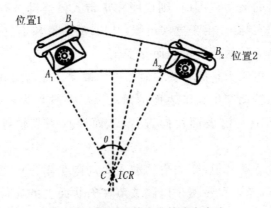

**图 1-17　瞬时旋转中心的确定方法**

瞬时旋转中心由图中两条直线 $A_1A_2$ 和 $B_1B_2$ 的垂直平分线的交点确定($A_1A_2$ 和 $B_1B_2$ 表示位于图中电话机上 A 和 B 两点的平移矢量)

#### 2.关节面上的相对运动

关节表面之间往往是有约束的相对运动,这是由关节面的几何构型、韧带和肌肉约束所导致的。当物体表面处于相互接触的状态下,物体间的相对运动模式可能是滑动或滚动。在滚动时(图 1-18A),两物体之间的接触点具有零相对运动速度,即没有滑动。当接触点相对速度不为零时,则同时存在滚动和滑动

（图 1-18B），此时瞬时中心将位于形心和接触点之间。所有活动关节的运动既包含滚动也包含滑动。在髋关节和肩关节中，滑动占主动地位；在膝关节中，滚动和滑动同时存在。

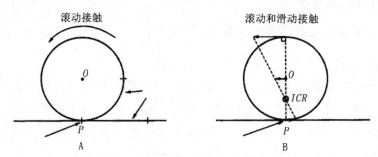

**图 1-18　关节面上的相对运动**

A.当圆周上弧长等于平面上的轨迹长时，此运动就是滚动，这仅在接触点 P 的

相对速度为零时才发生；B.当接触点相对速度不为零时，则存在滑动接触

### （二）髋关节的运动学

髋关节的真实屈伸范围在 $75°\sim80°$。运动范围小于没有关节韧带和关节囊时股骨在髋关节盂的运动范围时，则说明在正常人体运动过程中。这些软组织有被动约束作用。实际上，由于这些组织（结构）的力量和定位关系，髋关节绕任意轴的运动范围随大腿的位置不同而有变化。

关节表面活动可认为是股骨头在髋臼内的滑动。球与窝在 3 个平面内围绕股骨头旋转中心的转动产生关节表面的滑动。如果股骨头与髋臼不相适应，滑动将不平行于表面或不沿表面切向进行，从而导致关节软骨受到异常压缩或分离。

对大多数日常活动来说，髋关节运动主要局限于单平面上。日常生活中的步行、跑、骑自行车，坐下和屈腿是以髋关节在矢状面上的屈伸活动为主；而"屈体跳起"练习通常包含有髋关节的收展运动。此外，在一些诸如足球射门类动作中可能同时包括髋关节的屈伸、旋内、旋外和收展运动。

### （三）膝关节的运动学

股胫关节在 3 个解剖轴上有 6 个自由度。在每一个轴（纵轴、前后轴和横向轴），胫骨相对于股骨既可以平移也可以旋转，由此形成了 6 个成对运动（屈/伸、内/外翻和内/外旋转；关节压缩/拉伸、前后轴向平移以及横向平移）。

**1.矢状面上的运动范围**

在矢状面上，屈伸弧线很大程度上受个体特征的韧带松弛状态以及身体习惯影响。在正常人群中,膝关节伸展幅度从接近于 0°至背伸到 20°不一。膝关节屈曲幅度为 125°~165°。

2.关节内运动

当膝关节从充分伸展位变为屈曲时,胫骨和股骨的关节表面接触点同时向后运动,但滚动和滑动的比值在整个关节屈曲范围内是有变化的,因而造成两关节面的平移量差异。向前滑移的股骨髁缩小了继续向后滚动的效果,否则,股骨髁就会从胫骨的后面滑出。在最初的 15°屈曲范围内,滚动与滑动的比值大约是1:2,滚动特别显著;此后,滑动变得越来越显著,在屈曲范围的末端,滚动与滑动的比值达 1:4(图 1-19)。以上结果的临床意义是膝关节屈曲以关节的滚动为主,同时伴随着负载重量的变化,在膝关节深屈时,关节的滑动极为显著。就个体比较而言,膝关节滚动和滑动的比值也有差异。

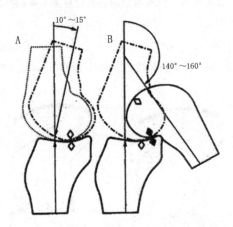

图 1-19　前后方向上的关节内部运动(滚动与滑动)

在膝关节屈曲时,半月板向后移动,内侧副韧带和半膜肌都有辅助内侧半月板向后移动的功能。在膝关节伸展时,半月板向前移动的部分原因是较大的股骨髁表面推动前角向前运动。半月板向前平移量受股骨髁以及逐渐紧张的后方关节囊限制。半月板的平移使得关节面之间有最大的接触,在股骨转动过程的各个位置上能将压缩应力均匀分布在关节面上。

股骨与胫骨的表面接触点的移动方向垂直于瞬时转动中心和表面接触点之间的连线(图 1-20)。在正常膝关节中,当股骨在胫骨关节表面上转动和滑动时,运动瞬时方向线总是平行于胫骨关节表面。无论何种原因造成瞬时中心和表面接触点之间的关系改变,股骨的运动方向或者指向关节平面内,挤压关节表面;或者是离开关节表面,造成关节面分离(图 1-21)。关节内扰动、非生理的韧带重构或非正常约束（如膝关节固定等）都可能引起瞬时中心或者正常的接触点变异。

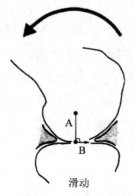

**图 1-20　股胫关节的瞬时运动中心与股胫关节面的关系示意图**

在正常膝关节,股胫关节的瞬时运动中心与股胫关节面的接触点之间的连线（A 线）与胫骨关节面切线（B 线）垂直,箭头指示的方向是接触点的位移方向,B 线是胫骨关节面切线,也是运动测量期间股骨相对于胫骨髁的滑动方向

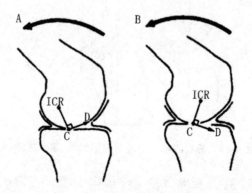

**图 1-21　两个股胫关节的关节面随瞬时转动中心运动示意图**

垂直于瞬时转动中心 ICR 和关节面接触点 C 之间连线的直线 C、D,它指向关节面接触点的移动方向。A 箭头指向说明膝关节继续屈曲时,关节面相分离;B 箭头指向说明膝关节继续屈曲时,关节面之间压缩更紧

### 3.额状面上的运动

胫骨在额状面相对于股骨的转动称为内翻和外翻,正常膝关节的外翻和内翻角度随关节屈曲程度以及患者韧带状态而变化。被动试验中的正常膝关节,胫骨在膝关节伸展最大时,外翻、内翻幅度最小。最大的外翻和内翻幅度是在膝关节屈曲约 30°时发生的。

### 4.水平面上的运动

膝关节充分伸展时,胫骨相对于股骨的内旋、外旋幅度最小。在被动试验中,胫骨内旋幅度随着关节屈曲程度的增大而逐渐增大,在关节屈曲 90°～120°时,达到最大值。膝关节屈曲为 10°～20°时,旋转才比较显著。膝关节的最大外旋范围为 0°～45°,而最大的内旋范围为 0°～25°。在人体正常行走时的摆动相,胫骨有一定程度的内旋,在支撑相时是外旋。

### (四)踝关节的运动学

踝关节基本上是单向关节,距骨主要在矢状面上沿一横轴活动,此轴自冠状面向后偏离。此活动使足能背屈和跖屈。距骨在踝窝中也可以有几度绕纵轴的旋转或几度绕矢状轴的倾斜活动。因骨骺损伤、韧带损伤或胫骨骨折畸形所导致的任何踝关节轴线偏离,均可引起严重的关节病理改变。

### 1.活动幅度

踝关节在矢状面上的总活动幅度约为 45°,但个体差异和年龄差别均很大。在总活动幅度中背屈占10°～20°,其余的 25°～35°为跖屈。

### 2.关节表面活动

踝关节的转轴不是一个简单的瞬时转动轴,具有多个瞬时转动中心,它们都非常接近地落在距骨体内的某一位置上,在整个关节运动范围内,瞬时中心有 4～7 mm 的移动范围。在临床上,可借扣诊内、外踝来确定这一轴线(图 1-22)。

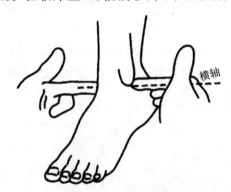

**图 1-22　临床上借两踝扣诊来测定踝关节活动轴的位置**
该轴自冠状面向后偏离且不固定,在背屈和跖屈活动中稍有改变

## 三、关节的动力学

### (一)髋关节的动力学

髋关节动力学特性与关节承载的负荷有关。这些负荷包括关节组件之间的

作用力以及作用于关节周围产生或制止转动的力矩。步行时,髋关节会出现两个受力峰值。一个峰值恰好发生在后跟着地时,约为体重的 4 倍;而另一个更大的峰值在脚趾离地前达到体重的 7 倍。当足放平时,关节受力下降到小于体重,这是因为身体的重心迅速降低。摆动相时,关节受力是由于伸肌收缩使大腿减速而产生的,其数值相对较小而与体重相近。

研究表明,无论在站立相和摆动相,行走速度加快都会增加髋关节的反作用力。主动肌收缩是髋关节力矩产生的主要动力来源。特别是在一些体力消耗较大的活动中(如爬楼梯),几乎整个运动过程都需要主动肌收缩产生持续的关节力矩。

### (二)膝关节的动力学

膝关节正常运动范围受骨和关节面接触力的约束和限制,抵制骨的轴向压缩位移。韧带张力和肌肉收缩力量有辅助限制关节其他运动的功能。下肢在步行中将地面反作用力通过胫骨传递。由这些作用力引起的关节力矩大小和作用方向取决于这些作用力自身的大小及力线相对于关节瞬时转动中心的距离。为了限制膝关节相反方向的运动,外部力产生的力矩在一定程度上是由肌肉反作用力平衡的(图 1-23)。由此,肌肉力与地面反作用力的共同作用效果引起关节反作用力。如果关节反作用力方向与关节面不垂直,胫骨相对于股骨的平移就会发生,假如没有其他被动软组织约束,就会产生关节剪切力。

步行中的支撑足处于身体正下方时,足与地面之间的反作用力指向骨性关节的前方,这一作用力有伸展膝关节的功能,它由膝关节屈肌平衡。这些力的综合作用效果是在膝关节内引起关节反作用力,该力主要作用在关节面前部。

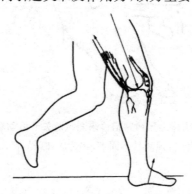

**图 1-23　步行中肌肉反作用力的平衡示意图**

在正常膝关节,关节反作用力由半月板及关节软骨承载。如半月板已切除,应力就不再分布于这样一个宽的面积上,而是局限于胫骨平台中心的接触区。因而,半月板切除不仅增加了胫骨平台中心处软骨所受的应力,而且也缩小了胫股关节接触区,并改变了接触区的位置(图2-24)。高应力作用于一较小的关节接触区上时,就可能损害受力的软骨,该处软骨通常是硬度比较低的。

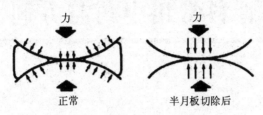

图 1-24　正常膝关节和半月板切除后膝关节的应力分布

半月板切除增加了胫骨平台软骨所受的应力,并改变了胫骨接触区的大小和部位。半月板完整时,整个胫骨平台几乎都是接触区。半月板切除后,接触区仅限于胫骨平台中心。

### (三)踝关节的动力学

正常踝关节步行时的主要压缩力是由腓肠肌和比目鱼肌收缩产生,并经跟腱传导。有胫前肌群收缩所产生的力仅作用于站立相早期,且较小,低于体重的20%。在站立相后期,为使足距屈而推离地面,跟腱开始产生一扭矩,此时跟腱力达到高水平,在步态周期中的最高关节压缩力约为体重的 5 倍。当刚过站立相中期而足跟离地时,剪切力达最大值,约为体重的 0.8 倍。正常踝关节在两种行走速度时的反作用力存在某些差异,但力的峰值相同,行走较快时力呈现 2 个峰值,为体重的 3～5 倍,分别出现于站立相早期和站立相后期。行走速度慢时,只有 1 个峰值,约为体重的 5 倍,出现于站立相后期。应注意,这种动态研究是假定力全部经胫距关节传导,未将关节的任何外加载荷考虑在内。

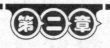

# 骨科常用中药与方剂

## 第一节　骨科常用单味中药

### 一、三七

#### (一)别名

参三七,田三七,见肿消,田七。

#### (二)化学成分

本品含有三七皂苷。

#### (三)性味归经

甘、苦,温。归肝、胃经。

#### (四)用量用法

3～10 g,多做丸剂、散剂,入汤剂宜研末冲服。

#### (五)功效

散瘀止痛,消肿定痛,生肌散结。

#### (六)临床应用

三七能散瘀和血,瘀散则血自归经,血和则肿消痛止,故有止血定痛的良效。用以止吐血、衄血、便血、血痢、崩漏等一切血证,功效甚佳,不论内服外用,均有殊效。用以止痛,无论是气滞瘀阻还是风湿诸痛,用之奏效均捷。古人有谓"一味三七,可代《金匮要略》的下瘀血汤,而较下瘀血汤,大为稳妥也"之说。用以活化瘀血,有特殊的功效,是骨科要药,可消肿解毒止痛。外用可止外伤出血。

**(七)现代研究**

三七能直接扩张冠状血管,增加冠状动脉血流量,减低心肌耗氧量,改善心肌缺血状态;可减慢心率,降低血压,能缩短凝血时间及凝血酶原时间,收缩血管,并使血小板增加,故有止血作用。三七中所含三七皂苷甲、三七皂苷乙均有溶血作用,但较迟缓。三七浸剂能降低实验小白鼠毛细血管的通透性,增加毛细血管的抗力。对实验性关节炎有防治作用;体外抑制新城疫病毒及多种皮肤真菌。

## 二、丹参

**(一)别名**

赤参、紫丹参、红根、活血根、红参。

**(二)化学成分**

含丹参酮甲、丹参酮乙、丹参酮丙、丹参新酮、丹参醇甲、丹参醇乙、维生素E等。

**(三)性味归经**

微寒,苦。归心、肝经。

**(四)用量用法**

9～15 g,最大剂量可用到 30～60 g,水煎服。

**(五)功效**

活血通脉,破瘀生新,除烦清心,镇惊安神,止痛生肌。

**(六)药理作用**

(1)促进骨折愈合的作用。

(2)镇静、镇痛作用:丹参能抑制丘脑后核内脏痛放电,表明其有一定的镇痛作用。

(3)抗肿瘤作用:丹参酮抗肿瘤的机制可能是诱导肿瘤细胞分化成熟,最终走向凋亡。

**(七)禁忌证**

月经过多而无瘀血者禁服,孕妇慎服。不宜与藜芦同用。

**(八)临床应用**

(1)促进骨折愈合:丹参能促进骨细胞样细胞成熟,分泌胶原性物质的碱性磷酸酶,并使钙盐在胶原基质上沉积。朱世博等应用丹参注射液治疗 37 例胫骨中下段 1/3 处骨折,无 1 例骨折不愈合,说明丹参对骨折的修复和愈合有良好的促进作用。

(2)缓解腰腿痛。

(3)治疗颈椎病:在脊髓型颈椎病的治疗上,通过丹参液穴位治疗,可发挥穴位刺激和活血化瘀的双重作用,能改善局部血液循环,解除颈项肌肉痉挛。较针刺、牵引等疗法见效快,复发率低。

(4)治疗股骨头坏死:以大转子下斯氏针钻孔减压结合注入复方丹参注射液的方法,治疗股骨头缺血性坏死 104 例,结果是患侧髋关节疼痛及功能恢复一般在 7 周左右即有明显的改善。

**(九)现代研究**

(1)对脊髓损伤的保护:刘世清等将成年大鼠随机分为正常组、脊髓损伤后应用复方丹参组和应用生理盐水对照组,然后用 HE 染色观察损伤脊髓组织的病理变化,用免疫组化染色检测 iNOS 的表达,结果发现脊髓组织病理学改变,丹参组明显轻于生理盐水对照组,两组均可检测到 iNOS 的表达,但生理盐水对照组多于丹参组,说明复方丹参能抑制大鼠脊髓损伤细胞 iNOS 的表达。

(2)预防手术后深静脉血栓形成:丹参具有预防骨折后深静脉血栓形成,促进骨折恢复的作用。

## 三、木瓜

**(一)别名**

宣木瓜,尖皮木瓜,陈木瓜,木桃。

**(二)化学成分**

含皂苷、黄酮类、维生素 C、苹果酸、酒石酸、枸橼酸,此外尚含鞣质、果胶等。

**(三)性味归经**

酸、温。归肝、脾经。

**(四)用量用法**

6～12 g,水煎服,或水煎熏洗伤肿痛处。

**(五)功效**

舒筋活络,化湿和胃。

**(六)临床应用**

本品味酸入肝,能益筋与血,有较强的舒筋活络化瘀消肿的作用,且能治湿阻下部所致下肢关节及腰膝疼痛。为治风湿痹痛常用的药,筋脉拘挛者尤为适用。又肝平则脾胃自和,且性温化湿,故又有化湿和胃的功效,适用于吐泻转筋。配没药、生地黄、乳香,即木瓜煎,用于治疗筋急项强,不可转动;配威灵仙、牛膝,用以治疗风湿痹痛,手足麻木,腰膝疼痛,筋骨无力;配蚕沙、黄连、薏苡仁等同用,可治吐利过度所致的足腓挛急;配密陀僧、苍术,各等分为末,入面少许,调做糊贴痛处,能定痛消肿,治仆打伤损;配陈艾叶、茴香、天南星,煎水熏洗,治双足冷气转筋。

**(七)现代研究**

木瓜对小鼠蛋清性关节炎有明显的消肿作用。

## 四、自然铜

**(一)别名**

制然铜,然铜,煅自然铜。

**(二)化学成分**

主含二硫化铁,还有丰富胶原、钙盐和微量元素。

**(三)性味归经**

辛,平。归肝经。

**(四)炮制**

自然铜需炮制入药,有"铜非煅不可入药"之说,大多采用煅淬法,用火煅,用童子小便浸7次,醋淬7次。

**(五)用法用量**

多入丸散服;外用研末调敷。

**(六)功效**

散瘀,接骨,止痛。

**(七)临床应用**

本品性辛味酸,入血行血,为骨科接骨续筋首选的药。治疗跌打损伤,瘀肿胀痛,用自然铜以酒磨服,能活血止痛续筋。而接骨续筋是其所长,各类筋骨折伤形成的创伤性血瘀疼痛也常用。对于创伤骨折之症,伴有瘀血阻滞经络,用时亦须佐以养血益血之药,接骨之后,即宜理气活血,中病即止,不可过服。自然铜与苏木相近,配伍能加强行血散瘀止痛作用,自然铜偏于续筋接骨,苏木长于行瘀、消肿止痛。自然铜经醋淬后,能入肝益肾,又能散未尽之瘀,但没有直接破瘀的功效。

**(八)现代研究**

(1)在骨折修复中的作用:含有自然铜的方剂能通过某些酶的激活作用,在酶的活性基因上结合铜离子,从而促进骨细胞的活跃,有助于骨基质的形成和钙盐的沉积,因此促进骨折愈合。

(2)促进新骨生成,从而加快骨折愈合。

**五、地龙**

**(一)别名**

白蚯蚓,龙子,蛐蟮,地龙肉。

**(二)化学成分**

参环毛蚓含蚯蚓解热碱、蚯蚓素、蚯蚓毒素、胆固醇、胆碱及氨基酸等。

**(三)性味归经**

咸,寒。归肝、脾、胃、肾、膀胱经。

**(四)用量用法**

5～15 g,水煎服。鲜品 10～20 g。研末冲服 1～2 g,外敷适量。

**(五)功效**

清热息风,凉血止痛,舒筋通络,化瘀除痹,平肝利水。

**(六)临床应用**

本品性味咸寒,其性能降而走窜,可清热除风、通络消肿,骨科用以治疗跌打损伤所致的肌肉、关节肿胀热痛,关节屈伸不利等症。也可与川乌、草乌、天南星等相配,治疗寒湿痹痛,肢体屈伸不便等症。还可与桑枝、络石藤、忍冬藤、赤芍等配伍,治疗热痹的关节红肿热痛,屈伸不利等症。本品尚有降压作用,可用于治疗肝阳上亢型的高血压症。外用活蚯蚓与白糖捣碎,涂敷治疗急性腮腺炎、慢性下肢溃疡、烫伤等症。

**(七)现代研究**

蚯蚓解热碱有退热作用。蚯蚓素有溶血作用。蚯蚓毒素能引起痉挛。蚯蚓酊有缓慢而持久的降血压作用。蚯蚓中提出的含氮物质对支气管有显著扩张作用。蚯蚓还有使子宫、肠管兴奋收缩的作用。

## 六、鸡血藤

**（一）别名**

血风藤。

**（二）化学成分**

香花岩豆藤含鸡血藤醇和铁质。

**（三）性味归经**

温，苦、甘；归肝、肾经。

**（四）用量用法**

内服：煎汤，10～15 g（大剂量 30 g）；或浸酒，或熬膏。

**（五）功效**

补血活血，舒筋通络。

**（六）临床应用**

本品苦泄温通，微甘能补，故有活血补血，舒筋通络的功效。多用于骨科跌打损伤，瘀肿疼痛，风湿痹痛，月经不调，腰膝酸软，手足麻木，贫血，瘀血作痛等症。鸡血藤活血之力胜于补血，熬膏名鸡血藤膏，补血之功胜于活血，对血虚之证尤为适用。

**（七）现代研究**

研究表明，鸡血藤有补血作用，能使红细胞增加，血红蛋白升高；能兴奋在位子宫，增强子宫的节律性收缩，有降低血压作用；体外能抑制金黄色葡萄球菌。

## 七、补骨脂

**（一）别名**

补骨脂、黑故子。

**（二）化学成分**

含补骨脂内酯、异补骨脂内酯、补骨脂甲素、补骨脂乙素等。

**（三）性味归经**

辛、苦，温。归肾、脾经。

### (四)用量用法

内服:煎汤,5～12 g(大剂量 30 g);或入丸散。外用:适量,酒浸涂。

### (五)功效

补骨助阳。

### (六)禁忌证

阴虚火旺及大便燥结者忌服。

### (七)临床应用

本品能补肾助阳,又兼收敛固涩,补肾以温运脾阳,为脾肾阳虚及下元不固之要药。用以治疗骨折后期的骨痂迟缓愈合。疗效胜益智仁、丁香。本品与益肾养阴药相配能阴中生阳,增补益力,骨科选用此药主要取其健骨助阳摄精的功力。也可用于治疗肾阳不足的阳痿不举,腰膝冷痛;下元不固的滑精早泄、遗尿、尿频等。阳虚火旺及大便燥结者忌用。

### (八)现代研究

现代药理实验研究显示,该药有扩张冠状动脉及增加末梢血管血流量的作用,能兴奋心脏,提高心脏做功率。能对青霉素耐药的金黄色葡萄球菌及其他抗生素产生抗药性的金黄色葡萄球菌有抑制作用,并能促进皮肤色素新生。对离体与在位肠管有兴奋作用,对离体豚鼠子宫有松弛作用。

大剂量服用会引起乏力头晕,呼吸急促,呕吐;甚则呕血,昏迷,变态反应。

## 八、骨碎补

### (一)别名

毛姜、石岩姜、申姜。

### (二)化学成分

含橙皮苷、淀粉、葡萄糖等。

### (三)性味归经

苦,温。归心、肝、肾经。

### (四)用量用法

9～15 g,水煎服,外用适量。

### (五)功效

补肾强骨,续筋止痛,活血化瘀。

**（六）临床应用**

骨碎补苦温性降，既能补肾，又能壮骨，还能活血化瘀而疗折伤，接骨续筋止痛，主治各种损伤，如骨折、肌肉和韧带创伤，是骨科首选要药之一。

**（七）现代研究**

（1）骨碎补具有改善软骨细胞的功能，推迟细胞退行性变、降低骨关节病变率的作用。

（2）骨碎补提取液对小鸡骨发育生长有显著的促进作用，能显著抑制醋酸可的松引起的骨丢失。骨碎补可以防治激素引起的大鼠骨质疏松。

（3）骨碎补有促进骨对钙的吸收作用，提高血钙和血磷水平，有利于骨钙化和骨盐形成。

## 九、海风藤

**（一）化学成分**

茎、叶含细叶青蒌藤素、细叶青蒌藤烯酮、细叶青蒌藤醌醇、β-谷甾醇、豆甾醇、挥发油，挥发油中主要成分为 α 及 β 蒎烯、莰烯、香桧烯、柠檬烯、异细辛醚等。

**（二）性味归经**

辛、苦，微温。归肝经。

**（三）用量用法**

6～12 g，水煎服。外用适量研末调敷伤痛处，或煎水熏洗伤痛处。

**（四）功效**

祛风湿，通经络。

**（五）临床应用**

本品辛散、苦燥、温通，既可散风湿，又可通经络，所以善治风寒湿痹，跌打损伤，疼痛拘挛，肿胀青瘀不散等症。配木香、肉桂心、羌活、甘草、独活、乳香、桑枝、川芎、秦艽、当归，煎服，为程氏蠲痹汤。用于跌打损伤后风寒湿乘虚侵入而致风寒湿痹，关节屈伸不利，腰、髋、膝疼痛，筋骨痉挛，得热则痛减，阴雨寒冷则加剧，局部无红肿发热等症；配大血藤，泡酒服之，治跌打损伤。

**（六）现代研究**

本品含细叶青蒌藤素、细叶青蒌藤烯酮、细叶青蒌藤醌醇、细叶青蒌藤酰胺、

β-谷甾醇、豆甾醇及挥发油等。海风藤能对抗内毒素性休克；能增加心肌营养血流量,降低心肌缺血区的侧支血管阻力；可降低脑干缺血区兴奋性氨基酸含量,对脑干缺血损伤具有保护作用；能明显降低小鼠胚卵的着床率。酮类化合物有抗氧化作用,并拮抗血栓形成,延长凝血时间；醇类化合物有抗血小板聚集作用。

## 十、海桐皮

### (一)别名

丁皮、刺痛皮、木棉树。

### (二)化学成分

含生物碱刺桐灵碱、氨基酸、有机酸。

### (三)性味归经

苦、辛,平。归肝、肾经。

### (四)用量用法

6～12 g,水煎服。外用适量,研末调敷伤肿痛处,或水煎熏洗。

### (五)功效

祛风除湿,通络止痛。

### (六)临床应用

本品辛散苦降,能祛风除湿通络,直达病所,善治风湿痹痛,常用于治疗热痹及湿热下注,脚部热痛之症。骨科应用本品,主要取其辛散苦燥,解除风湿而能化瘀通络的功效。本品功能与防己相近,配伍应用对下半身的痹症,无论偏湿与偏热,均能加强祛风湿止痹痛的功效。

本品配苍耳、防己,治疗各类神经痛效果较好。配萆薢治疗关节风湿酸胀,效果尤佳。配川芎、牛膝、五加皮等祛风湿药同用,用以治疗风湿痹痛,腰膝疼痛,四肢麻木。配赤芍、姜黄、独活、陈皮、防风、秦艽、牡丹皮、生地黄、牛膝、五加皮、当归尾、川续断、童便,酒,食远服,为海桐皮汤,治足伤者。

### (七)现代研究

水浸剂对堇色毛藓菌、许兰黄藓菌等多种皮肤真菌有抑制作用。

## 十一、接骨木

### (一)别名

接骨丹,续骨木,扦扦插。

**(二)化学成分**

含黄酮苷、酚类、鞣质、还原糖等。茎、叶含绿原酸,叶尚含乌素酸、α-香树精、β-谷甾醇。

**(三)性味归经**

甘、苦,平。归肝、肾经。

**(四)用量用法**

10～30 g,水煎服。

**(五)功效**

逐瘀止痛,续筋接骨,行气通络,疗伤止痛。

**(六)临床应用**

接骨木确有续筋接骨的功效,是骨科治疗跌打损伤,伤筋动骨,瘀血肿胀疼痛常用要药。无论是煎汤内服或外洗熏蒸均有较好的效验。故治疗筋骨跌打伤的瘀肿胀痛,常用接骨木煎汤熏洗之,要注意的是接骨要与富有胶质及营养药物配伍,才能增强效果。续筋要与软性药物配伍,以防软组织硬化。也可用以治疗风湿痹痛等症。

**(七)现代研究**

现代药理研究表明该药对小白鼠有显著利尿作用,有抗乙型脑炎病毒及抗心肌炎病毒作用;有加速骨折愈合作用,能促进磷在骨痂中的沉积。此外,对兔耳血管有显著收缩作用,并可减少毛细血管的通透性。

**十二、续断**

**(一)别名**

接骨草、川续断、和尚头、山萝卜。

**(二)化学成分**

含有生物碱,挥发油及维生素 E 等成分。

**(三)性味归经**

苦,微温。归肝、肾经。

**(四)用量用法**

内服:煎汤 9～15 g;或入丸散。酒续断多用于风湿痹痛,跌仆损伤;盐续断多用于腰膝酸软。

**（五）功效**

补益肝肾，强壮筋骨，接骨疗伤。

**（六）临床应用**

本品甘而微温，能舒通血脉，活血止痛，并有行而不泄，补而不滞的特点。所以用本品治疗腰痛脚弱，具有补而不滞，行中有止的功效。用以治疗筋骨、关节、肌肉损伤的早期和晚期疼痛，关节软弱无力，筋伤骨折等时，均有较好的疗效。本品还可通行血脉。补益肝肾的功效与杜仲相近，但杜仲补肾较强，为治肾虚、腰痛及固胎的要药；而续断通脉的功效较强，为骨科治疗跌打损伤的要药之一。也可用于治疗痈疽溃疡等症。

**（七）现代研究**

（1）有研究显示，续断能显著增加有骨质病变的雄性大鼠的血清钙磷、25-羟基维生素 D 含量。

（2）魏峰等的实验表明，50％乙醇提取物对大鼠实验性骨损伤愈合有促进作用。

（3）顾氏等以续断水提液给大鼠灌胃，结果显示：续断能够促进骨折断端毛细血管的开放量，纠正局部的血液壅滞，促进血肿的吸收、机化，加速胶原合成，从而加速骨折愈合。

## 十三、淫羊藿

**（一）别名**

牛角花、阴阳合、三枝九叶草、三叉骨、肺经草。

**（二）化学成分**

淫羊藿茎、叶含淫羊藿苷，叶尚含挥发油、卅一烷、油脂等。

**（三）性味归经**

辛、甘，温。入肝、肾经。

**（四）用量用法**

内服：煎汤，3～10 g；浸酒，熬膏或入丸散。外用：煎水洗。

**（五）功效**

补肾助阳，强筋壮骨，祛除风湿。

(六)临床应用

淫羊藿性味辛温,功能补命门、助肾阳,是临床上治肾阳不足的常用药物,其功能与鹿茸相似,但补肾强阳的功效不及鹿茸,补肾益髓生血的功效更弱。本品性温不燥,久用也无不良反应。如有口干、手足心发热、潮热、盗汗等症状,属阴虚而相火易动者忌服。

(七)现代研究

(1)淫羊藿具有促进骨骼生长,阻止钙质流失,预防骨质疏松的作用。

(2)淫羊藿可抑制骨吸收和促进骨形成等途径,使机体骨代谢处于骨形成大于骨吸收的正平衡状态,抑制骨量丢失,防治骨质疏松。

(3)淫羊藿的提取液对分化成熟的破骨细胞无明显影响,但可抑制骨髓细胞诱导破骨细胞的形成,从而减少破骨细胞的产生。

(4)淫羊藿通过保护性腺组织而维持性激素水平,增加关节软骨厚度。

## 十四、豨莶草

(一)别名

疏毛莶,莶,毛莶。

(二)化学成分

本品含生物碱、酚性成分、莶苷、莶苷元、氨基酸、有机酸、糖类、苦味质等。

(三)性味归经

苦,寒。归肝、肾经。

(四)用量用法

10～15 g,水煎服。或煎汤熏洗伤痛处。

(五)功效

祛风湿,通经络,利筋骨,化湿热。

(六)临床应用

本品辛散苦燥,为祛风湿之品,善祛筋骨间风湿;性寒兼有清热解毒的功效。用于治疗四肢麻痹,跌打筋骨损伤,肿胀疼痛,全身风湿寒痛,腰膝无力,中风瘫痪以及痈肿疮毒,湿疹瘙痒等症。本品作用缓慢,久服方效。配当归、蕲蛇、川芎等,治疗手足不遂,口眼㖞斜。配防风、熟地黄、川乌、羌活,名豨莶丸,治四肢麻木筋骨疼痛。配桑枝、地龙、臭梧桐、忍冬藤、防己,治痹症属于湿热者,关节红肿疼痛,风湿性关节炎,疼痛严重者加乌头、细辛。

**(七)现代研究**

莶草的水浸液和30％乙醇浸出液有降低麻醉动物血压的作用。据报道,莶草可用治尿酸性痛风。

**十五、雷公藤**

**(一)别名**

黄藤根、黄藤草。

**(二)化学成分**

主要是生物碱类,二萜类、三萜类、倍半萜类及多糖,其中二萜类是主要毒性成分,其次是生物碱类。

**(三)性味归经**

苦,寒。归心、肝经。

**(四)用量用法**

内服:煎汤,10～25 g,需文火煎1～2小时;研粉装胶囊,每天1.5～4.5 g;或制成糖浆,浸膏片。外用:适量,研粉或捣烂敷;或制成酊剂,软膏涂擦。

**(五)功效**

活血化瘀,清热解毒,消肿散结。

**(六)临床应用**

由于治疗类风湿关节炎。雷公藤可通过抑制前列腺素 $E_2$ 的产生,抑制外周单核细胞产生免疫球蛋白和类风湿因子,从而使症状得以改善。凡内脏有器质性病变及白细胞数减少者慎服。

**(七)现代研究**

主要有以下不良反应。

(1)造血系统:主要表现为白细胞、红细胞及全血细胞数减少。

(2)消化系统:这是最常见的不良反应,表现为恶心、呕吐、腹痛、腹泻、便秘、食欲缺乏等,严重者可致消化道出血。

(3)生殖系统:连续服用雷公藤2～3个月可致男子精子活力下降或少精、无精造成生育力下降或不育。

(4)皮肤变态反应:主要有皮肤糜烂、溃疡、斑丘疹。

## 第二节　骨科常用中药方

### 一、一盘珠汤

#### (一)药物组成

续断 15 g,生地黄、川芎、泽兰、当归、赤芍、苏木、乌药各 12 g,制乳香、制没药各 9 g,木香、红花、桃仁、大黄、甘草各 5 g。

#### (二)用法

水煎服。每天 1 剂,煎 2 次,早晚各服 1 次。

#### (三)方解

方中当归补血、活血,生地黄、赤芍清热凉血,川芎、泽兰、桃仁、红花活血祛瘀,续断祛风除湿,木香行气止痛,乳香、没药活血、止痛、生肌,苏木活血定痛,大黄攻积导滞、泻火凉血、活血祛瘀。本方中 9 味中药具有活血化瘀的功效,再配大黄增强了诸药的散瘀消肿的作用,佐木香、乌药行气止痛,配续断以接骨续损,甘草调和诸药,对急性损伤血肿疼痛良效。

#### (四)功效

活血祛瘀,消瘀止痛,接骨续损。

#### (五)适应证

骨折后 1～2 周,血瘀经络,气血不利的疼痛、肿胀,关节屈伸不利。

#### (六)按语

本方可促进局部瘀血消散,加快损伤的肌纤维修复,宜用于损伤早期肿痛较重者。方中活血祛瘀的药物较多,故不宜久服,孕妇忌服。

### 二、十全大补汤

#### (一)药物组成

党参 10 g,茯苓、白术、熟地黄、黄芪、白芍各 12 g,肉桂(焗,冲服)0.6 g,川芎6 g,当归 10 g,炙甘草 5 g。

#### (二)用法

水煎服。每天 1 剂,煎 2 次,早晚各服 1 次。

#### (三)方解

本方是由四物汤和四君子汤加黄芪、肉桂而成的,方中以四君子汤补气,以四物汤补血,更与补气的黄芪和少佐温煦的肉桂组合,则补益气血的功效更显著。唯药性偏温,以气血两亏而偏于虚寒者为宜。

**(四)功效**

益气补血。

**(五)适应证**

治损伤后期气血虚弱,溃疡脓水清稀。自汗,盗汗,萎黄消瘦,不思饮食,倦怠气短等症。

**(六)按语**

损伤疼痛之补,因人、因时而异,本方宜用于气血虚弱的患者。

## 三、三号止血汤

**(一)药物组成**

菊叶三七,竹节三七,地榆,小蓟,茜草,侧柏叶。

**(二)用法**

用量适当,内服外敷均可。

**(三)方解**

方中均为活血、止血、凉血类药物,合而成方,内外均可使用。

**(四)功效**

凉血止血。

**(五)适应证**

伤后各部出血。

**(六)按语**

创伤出血,手术包扎为首选,配合使用本方,既可活血、止血,又可防止邪毒侵犯。

## 四、上肢续骨汤

**(一)药物组成**

当归、松节、川续断、鸡血藤各9 g,桑枝15 g、赤芍6 g、红花、陈皮、川芎、枳壳、伸筋草各4.5 g。

**(二)用法**

水煎服。每天1剂,煎2次,早晚各服1次。

**(三)方解**

方中当归、川芎、赤芍、红花、鸡血藤可活血通络止痛,陈皮、松节、桑枝祛风行气,伸筋草舒筋活络,枳壳引药上行,川续断补肝肾续筋脉,合而成方,治疗上肢损伤所致的疼痛、活动不利等症。

**(四)功效**

和营续骨,舒筋通络。

**(五)适应证**

上肢扭挫伤,骨折及脱臼中期。

**(六)按语**

骨折严重者,加接骨木 6 g、骨碎补 4.5 g。

## 五、下肢续骨汤

**(一)药物组成**

当归、桑寄生、牛膝、五加皮、鸡血藤、陈皮各 9 g,红花、川芎各 4.5 g,松节、川续断、赤芍各 6 g。

**(二)用法**

水煎服。每天 1 剂,煎 2 次,早晚各服 1 次。

**(三)方解**

方中当归、川芎、赤芍、红花、鸡血藤可活血化瘀止痛,川续断、牛膝、桑寄生补肝肾、续筋脉,牛膝引药下行,五加皮、松节、陈皮祛风行气,合而成方,治疗下肢损伤所致的疼痛、活动不利等症。

**(四)功效**

和营续骨,舒筋通络。

**(五)适应证**

下肢扭挫伤,骨折及脱臼中期。

**(六)按语**

本方最适合用于损伤中期,筋脉粘连、行走不便所致的疼痛,活动受限。

## 六、乌附麻辛桂姜汤

**(一)药物组成**

乌头、附子、麻黄、桂枝、干姜、甘草、细辛。

## （二）用法

水煎服。剂量依病情轻重而酌情加减,每天 1 剂,煎 2 次,早晚各服 1 次。

## （三）方解

方中乌头温经通络,祛风止痛,附子和干姜温经、散寒、止痛,麻黄、细辛、桂枝散寒、祛风、除湿,诸药合用,对于肢体关节疼痛麻木、活动障碍等感受风寒湿邪的创伤患者有良效。

## （四）功效

舒筋止痛。

## （五）适应证

损伤后期,筋肉拘痛者。

## （六）按语

损伤失治,再感受风寒湿邪,闭阻筋脉,气血运行不畅,使用本方祛寒除湿、温经通络可收到良效。

### 七、邓氏接骨续筋汤

## （一）药物组成

鸡血藤 15 g,赤芍、川续断、苏木各 12 g,骨碎补、自然铜、土鳖虫各 9 g,乳香、没药、血竭各 6 g。

## （二）用法

水煎服。每天 1 剂,煎 2 次,早晚各服 1 次。

## （三）方解

骨折经过 2 周的治疗后,局部的气滞血瘀大部已消,局部肿胀明显减轻或消退,骨折处初步连接,疼痛明显缓解,但终因瘀血尚未尽祛,经脉尚未尽复,气血仍欠充旺,故见筋骨酸软,时而疼痛。治疗当活血止痛,接骨续筋。方用乳香、没药、血竭活血行气,善能止痛;骨碎补、自然铜、土鳖虫、苏木活血续筋;鸡血藤、赤芍、川续断活血补血通络。合而成方,有活血止痛、接骨续筋的功效。

## （四）功效

活血止痛,接骨续筋。

## （五）适应证

骨折 2 周后,筋骨酸软,时有作痛。

## （六）按语

下肢伤者加牛膝、木瓜各 12 g;上肢伤者加老桑枝 18 g;腰背伤者加杜仲 15 g。

## 八、四物汤

### (一)药物组成

生地黄 12 g,当归、川芎、白芍各 9 g。

### (二)用法

水煎服,每天 1 剂,分 2 次服。

### (三)方解

本方为补血的主方,方用当归、川芎为血中的气药,芍药、生地黄为血中的血药,故本方不仅适用于血虚,也适用于血滞。损伤之后,脾胃虚弱,生化不足,阴不敛阳,故午后发热,内有虚火,故烦躁不安,血少气弱,故肿痛不消;脾胃虚弱,故纳少神疲。本方以生地黄、当归养阴活血,白芍和营止痛,川芎行血祛滞,合用有补血行血的功效。

### (四)功效

补血行血。

### (五)适应证

素体血虚,跌仆损伤,亡血较多者,烦躁不安,均宜服之,为血征通用方。

### (六)按语

瘀血较多者,可加桃仁、红花称桃红四物汤;痛甚者,可加乳香、没药。春季多风加防风倍川芎以散之;夏季多湿加黄芩倍白芍以燥之;秋季多燥加天门冬倍地黄以润之;冬季多寒加桂枝倍当归以温之。

## 九、归脾汤

### (一)药物组成

白术、黄芪、酸枣仁、茯苓各 10 g,炙甘草、龙眼肉各 4.5 g,当归、党参、远志各 3 g,木香1.5 g。

### (二)用法

水煎服,每天 1 剂,也可制成丸剂服用。

### (三)方解

血不归脾则妄行,党参、白术、黄芪的甘温,可以补脾;茯苓、远志、枣仁、龙眼的甘温酸苦,当归滋阴而养血,木香行气而舒脾,既行血中之滞,又助党参、黄芪而补气。气壮则能摄血,血自归经而诸症自可除矣。

### (四)功效

养心健脾,补益气血。

**（五）适应证**

骨折后期气血不足、神经衰弱等。

**（六）按语**

伤后焦虑、气血不足、心脾两虚，本方可补脾养心，治疗心悸、失眠、食欲缺乏等。

## 十、仙鹤草汤

**（一）药物组成**

仙鹤草 60 g，侧柏炭、丹参、干藕节、炒蒲黄、车前子、荆芥炭、茯苓各 9 g，参三七 2 g。

**（二）用法**

水煎服。每天 1 剂，煎 2 次，早晚各服 1 次。

**（三）方解**

方中仙鹤草、侧柏炭、干藕节、炒蒲黄、荆芥炭一派功专止血之品，目的是增强止血效力，而且有散瘀的功效；止血须防瘀，故以丹参、三七止血化瘀，使血止而无留瘀之弊；车前子、茯苓利水消肿，与活血止血药配伍，其消肿止血的功效更增，故本方可用于各种急性出血症。

**（四）功效**

止血祛瘀。

**（五）适应证**

创伤后肺胃出血不止，以及头部内伤血肿、水肿。

**（六）按语**

现代研究，仙鹤草有明显的抗体外血栓作用，是一味活血止血药，临床广泛用于各种出血症，用于呕血、咯血、尿血、便血等。

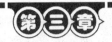

# 上 肢 脱 位

## 第一节　肩部关节脱位

肩部关节脱位是肱骨头与肩盂构成的关节,通常称为肩关节。肩关节脱位占全身脱位的 40% 以上,男性多于女性。肩关节脱位分前脱位和后脱位,以前者较多见。新鲜脱位处理不及时或不妥,往往转变为陈旧性脱位,脱位通常可伴有骨折。

### 一、病因病理与分类

#### (一)肩关节前脱位

1.新鲜性、外伤性肩关节前脱位

多由间接暴力引起,极少数由直接暴力所致。患者侧向跌倒,上肢呈高度外展、外旋位,手掌或肘部着地,地面的反作用力由下向上,经手掌沿肱骨纵轴传递到肱骨头,肱骨头向肩胛下肌与大圆肌的薄弱部分冲击,将关节囊的前下部顶破而脱出,加之喙肱肌、冈上肌等的痉挛,将肱骨头拉至喙突下凹陷处,形成喙突下脱位。若外力继续作用,肱骨头可被推至锁骨下部,形成锁骨下脱位。若暴力强大,则肱骨头冲破肋间进入胸腔,形成胸腔内脱位。跌倒时,上肢过度上举、外旋、外展,肱骨外科颈受到肩峰冲击而成为杠杆的支点,由于杠杆的作用迫使肱骨头向前下部滑脱,造成盂下脱位,但往往因为胸大肌和肩胛下肌的牵拉,而滑至肩前部,转为喙突下脱位。

肩关节脱位后的病理变化主要为肩关节囊的破裂和肱骨头的移位,也有破裂在盂唇处不易愈合,可为习惯性脱位的原因。肱骨头由于胸大肌的作用发生内旋,加之肩关节囊及其周围的韧带及肌肉的作用,使肱骨头紧紧抵卡于肩胛盂或喙突的前下方,严重者可抵达锁骨下方,使肱骨呈外展、内旋及前屈位弹性畸形固定,丧失肩关节的各种活动功能。

2.陈旧性肩关节前脱位

因处理不及时或不当,超过 3 周者为陈旧性脱位。其主要病理变化是关节周围和关节腔内血肿机化,大量纤维性瘢痕结缔组织充满关节腔,形成坚硬的实质性纤维结节,并与关节盂、肩袖和三角肌紧密相连,增加了肱骨头回纳原位的困难,挛缩的三角肌、肩胛下肌、背阔肌、大圆肌及胸大肌也阻碍肱骨头复位。合并肱骨大结节骨折者,骨块畸形愈合,大量骨痂引起关节周围骨化,关节复位更加不易。

3.复发性肩关节前脱位

一般是指在首次外伤发生脱位之后,在较小的外力作用下在某一位置使盂肱关节发生再脱位。此类脱位与随意性脱位不同,再次脱位时一般均伴有程度不同的疼痛与功能障碍,并且不能自行复位。

首次盂肱关节脱位常常导致关节囊松弛或破坏,盂唇撕脱,盂肱中韧带损伤。关节稳定复合结构的损伤导致了关节稳定装置的破坏,使脱位容易再次发生。此外,骨性结构的破坏,包括肱骨头后上方压缩骨折形成的骨缺损及肩盂骨折缺损,也导致盂肱关节不稳定和复发性脱位倾向。

**(二)肩关节后脱位**

肩关节后脱位极少见,可由间接暴力或直接暴力所致。直接暴力是从前侧向后直接打击肱骨头,使肱骨头冲破关节囊后壁和盂唇软骨而滑入肩胛冈下,形成后脱位,常伴有肱骨头前侧凹陷骨折或肩胛冈骨折。间接暴力引起者,为上臂强力内旋跌倒手掌撑地,传导暴力使肱骨头向后脱位。

肩关节后脱位的病理变化主要是关节囊和关节盂后缘撕脱,同时伴有关节盂后缘撕脱骨折及肱骨头前内侧压缩性骨折,肱骨头移位于关节盂后,停留在肩峰下或肩胛冈下。

**二、临床表现与诊断**

**(一)前脱位**

1.新鲜性、外伤性肩关节前脱位

肩关节前脱位均有明显的外伤史,肩部疼痛、肿胀及功能障碍等一般损伤症状。

(1)体征:因肱骨头向前脱位,肩峰特别突出形成典型的"方肩"畸形,同时可触及肩峰下有空虚感,从腋窝可摸到前脱位的肱骨头。上臂有明显的外展、内旋畸形,并呈弹性固定于这种畸形位置。伤侧肘关节的内侧贴着胸前壁,伤肢手掌不能触摸健侧肩部,即"搭肩试验"阳性的表现。测量肩峰到肱骨外上髁的长度时,患肢短于健肢(但盂下脱位则长于健肢)。

(2)X线检查:可以确诊肩关节前脱位,并能检查是否有骨折发生。

2.陈旧性肩关节前脱位

以前有外伤史,患侧的三角肌萎缩,"方肩"畸形更加明显,在盂下、喙突下或锁骨下可摸到肱骨头,肩关节各方向运动均有不同程度的受限。搭肩试验、直尺试验阳性。

3.复发性肩关节前脱位

首次外伤性肩关节脱位史或反复脱位史,肱骨头推挤试验存在前方不稳定征象,被动活动关节各方向活动度一般不受限。向下牵拉,存在下方不稳定表现。肩盂前方存在局限性压痛。恐惧试验阳性,当被动外旋后伸患臂时,患者出现恐惧反应。在脱位时摄取前后位和盂肱关节轴位的X线片可以明确显示肱骨头的前方或前下脱位,肱骨的内旋位摄片能显示肱骨头后上方缺损,轴位X线片可显示肩盂前方骨缺损。

### (二)肩关节后脱位

临床症状不如肩关节前脱位明显,常延误诊断,最明显的临床表现为肩峰异常突出,从伤侧侧面观察,伤肩后侧隆起,前部平坦,上臂呈内收、内旋位,外展活动明显受限制,在肩关节后侧肩胛冈下可摸到肱骨头,肩部前侧空虚。X线正位片显示盂肱关节大致正常,但仔细研究可发现,肱骨头呈内旋位,大结节消失,肱骨头与肩胛盂的半月形阴影消失,肱骨头与肩胛盂的关系显示移位。轴位X线片可显示肱骨头向后移位,肱骨头的前内侧变平或凹陷,或肩胛冈骨折。再结合肩部外伤史即可确诊。

## 三、治疗

### (一)非手术治疗

1.新鲜肩关节前脱位

新鲜肩关节前脱位的治疗原则应当是尽早行闭合复位,不仅可及时缓解患者痛苦,而且易于复位。一般复位前应给予适当的麻醉。复位手法分为以牵引手法为主或以杠杆方法为主两种。一般以牵引手法较为安全,利用杠杆手法较易发生软组织损伤及骨折。

(1)牵引推拿法:患者仰卧,用布带绕过胸部,第一助手向健侧牵拉,第二助手用布带绕过腋下向上向外牵引,第三助手紧握患肢腕部,向外旋转,向下牵引,并内收患肢。三位助手同时徐缓、持续不断地牵引,可使肱骨头自动复位。若不能复位,术者可用一手拇指或手掌根部由前上向外下,将肱骨头推入关节盂内。第三助手在牵引时,应多做旋转活动,一般均可复位。此法简单,效果好,危险性小,最为常用。通过牵引,使脱出的肱骨头逐渐离开锁骨下、喙突下或关节盂下,到达关节囊的破裂口处,通过手法使肱骨头回纳复位。

(2)手牵足蹬法:术者立于患侧,双手握住患侧腕部,用一足背外侧(右侧脱位用右足,左侧脱位用左足)置于腋窝内。术者在双肘、双膝伸直,一足着地,另一足蹬住腋窝的姿势下,在肩外旋、稍外展位,缓慢有力地向下牵引患肢,然后内收、内旋,充分利用足背外侧为支点的杠杆作用,将肱骨头撬入关节盂内。当有回纳感时,复位即可完成。复位时,足背外侧尽量顶住腋窝底部,动作要徐缓,不可使用暴力,以免腋部血管、神经损伤。若复位不成功时,多为肱二头肌长头腱阻碍而不能复位,可将患肢向内、外旋转,使肱骨头绕过肱二头肌长头腱,再进行复位,可获得成功。

(3)拔伸托入法:患者取坐位,第一助手立于患者健侧肩后,两手斜形环抱固定患者作反牵引,第二助手一手握肘部,一手握腕上,向外下方牵引,用力由轻而重,持续2~3分钟,术者立于患肩外侧,两手拇指压其肩峰,其余手指插入腋窝内,在助手对抗牵引下,术者将肱骨头向外上方钩托,同时第二助手逐渐将患肢向内收、内旋位牵拉,直至肱骨头有回纳感觉,复位即可完成。此法安全易行,效果好,适用于各型肩关节脱位,是临床上常用的方法之一。

(4)椅背整复法:让患者坐在靠背椅上,用棉垫置于腋部,保护腋下血管、神经免受损伤。将患肢放在椅背外侧,腋肋紧靠椅背,一助手扶住患者和椅背,起固定作用,术者握住患肢,先外展、外旋牵引,再逐渐内收,并将患肢下垂,内旋屈肘,即可复位成功。此法是应用椅背作为杠杆支点整复肩关节脱位的方法,适用于肌肉不发达、肌力较弱的肩关节脱位者。

(5)膝顶推拉法:让患者坐在凳上,以左肩脱位为例,术者立于患侧,左足立地,右足踏在座凳上,右膝屈曲小于90°,膝部顶于患侧腋窝,将患肢外展80°~90°,并以拦腰状绕过术者身后,术者以左手握其肘部,右手置于肩峰处,右膝顶,左手拉,当肱骨头达到关节盂时,右膝将肱骨头向上用力一顶,即可复位。此法适用于脱位时间短、肌力较弱的患者。此法术者一人操作即可,不需助手协助。

(6)牵引回旋法:患者仰卧位或坐位,术者立于患侧,以右肩关节前脱位为例。术者以右手握肘部,左手握腕上部,将肘关节屈曲,以下分四步进行:①右手沿上臂方向向下徐徐牵引,并轻度外展,使三角肌、喙肱肌、胸大肌等肌肉松弛,将肱骨头拉至关节盂上缘。②在外旋牵引位下,逐渐内收其肘部,使之与前下胸壁相接,使肩胛下肌等松弛,此时肱骨头已由关节盂的前上缘向外移动,至关节囊的破口处。③使上臂高度内收,有时会感到"咯噔"声遂即复位。④将上臂内旋,并将手放于对侧肩部,肋骨头可通过扩大的关节囊破口滑入关节盂内,并可闻及入臼声,复位即可完成。此法适用于肌力较弱的患者或习惯性脱位者。由于此法应力较大,肱骨外科颈受到相当大的扭转力,因此操作宜轻稳、谨慎,若用力过猛,可引起肱骨外科颈骨折,尤其是有骨质疏松的老年患者更应注意。

脱位整复成功的表现是"方肩"畸形消失,肩部丰满,与对侧外观相似,腋窝下、锁骨下、喙突下等扪及不到肱骨头,搭肩试验阴性,直尺试验阴性,肩关节被动活动恢复正常功能。X线片表现肱骨头与关节盂的关系正常。

若手法复位确有困难,应认真考虑阻碍复位的原因:如肱二头肌长腱套住肱骨头阻碍复位;撕破的关节囊成扣眼状阻碍肱骨头回纳;骨折块阻拦脱位整复;脱位时间较长,关节附近粘连尚未松解;患者肌肉发达,牵引力不够大,未能有效对抗痉挛的肌肉收缩力;麻醉不够充分,肌肉的紧张未松弛,或手法操作不当等因素。当遇到此等情况时,再次施行整复时应更换手法,反复内、外旋并改变方向,切不可粗暴操作、用力过猛。

2.陈旧性肩关节脱位

治疗陈旧性脱位,应以手法复位为首选方法。手法整复疗效虽佳,但必须严格选择患者,谨慎从事,因手法复位时处理不当,还可能发生肱骨外科颈骨折、臂丛神经损伤等严重并发症。故应根据患者的具体情况,认真分析,仔细研究,区别对待。老年患者,脱位时间较长,无任何临床症状者,不采取任何治疗;年龄虽在 50 岁左右,体质强壮,脱位时间超过 2 个月,但肩关节外展 70°～80°者,也可听其自然,不做治疗;年龄虽轻,脱位时间超过 4 个月,但伴有骨折,或大量瘢痕组织形成者,不宜采用手法复位,应行手术切开复位。

(1)适应证与禁忌证:陈旧性肩关节前脱位,在 3 个月以内、无明显骨质疏松者,可试行手法复位;年轻体壮者,可试行手法复位;年老体弱者禁用手法整复。脱位的肩关节仍有一定活动范围,可手法整复;相反,脱位的关节固定不动者,禁用手法复位。经 X 线证实,未合并骨折,或关节内外无骨化者,可试行手法复位。肩关节脱位无合并血管、神经损患者,可手法整复。

(2)准备:持续牵引、脱位整复前,先做尺骨鹰嘴牵引 1～2 周,牵引重量 3～4 kg,将脱出的肱骨头拉到关节盂附近以便于复位。在牵引期间,每天配合中药熏洗、推拿按摩,施行手法时,可暂时去掉牵引,以拇指推揉,拇指、示指提捏等手法,提起三角肌、胸大肌、肩胛下肌、背阔肌、大圆肌等,然后,以摇转、扳拉等手法,加大肩关节活动范围,反复操作数次,逐步解除肩关节周围肌肉的痉挛,松解关节周围的纤维粘连,使痉挛组织延伸、肱骨头活动范围加大。若脱位时间短、关节活动范围较大,可以不做持续牵引。

(3)手法松解:粘连松解是否彻底,是整复手法能否成功的关键。患者仰卧于手术台上,在全身麻醉或高位硬膜外麻醉下,助手固定双肩,术者一手握患肢肘部,一手握伤肢腕部,屈肘 90° 做肩关节的屈、伸、内收、外展、旋转等各方向被动活动。术者须耐心、细致,动作持续有力,范围逐渐增大,使粘连彻底松解,痉挛的肌肉彻底松弛、充分延伸,肱骨头到达关节盂边缘,以便于手法整复。术者在松解粘连时,切不可操之过急,否则,可引起骨折,或血管、神经损伤。

(4)复位:复位一般采用卧位杠杆复位法,患者取仰卧位,第一助手用宽布带套住患者胸廓向健侧牵引;第二助手立于床头,一手扶住竖立于手术台旁的木棍,另一手固定健侧肩部;第三助手双手握患肢腕关节上方,牵引下逐渐外展到 120° 左右;术者双手环抱肱骨大结节处。三位助手协调配合用力,当第三助手在牵引下徐徐内收患肢时,术者双手向外上方拉肱骨上端,同时利用木棍当杠杆的支点,迫使肱骨头复位。复位前,木棍与患臂的接触部位,用棉花、绷带包绕,以免木棍损伤皮肉。在复位过程中,木棍要紧靠胸壁,顶住腋窝,各方用力要适度,动作要缓慢、协调一致,密切配合,避免造成肱骨外科颈骨折及并发血管、神经损伤。

3.习惯性肩关节脱位

复发性肩关节脱位,一般可自行复位,或轻微手法即可复位,可参考新鲜性脱位复位手法。

4.肩关节后脱位

治疗比较简单,一般采用前脱位的牵引推拿法。将上臂轻度前屈、外旋牵引,肱骨头即可复位。

复位满意后,一般采用胸壁绷带固定,将患侧上臂保持在内收位、内旋位,肘关节屈曲 60°～90°,前臂依附胸前,用绷带将上臂固定在胸壁。前臂用颈腕带或三角巾悬吊于胸前。固定时间 2～3 周,固定时在腋下部和肘部内侧放置纱布棉垫,将胸壁与上臂内侧皮肤隔开,防止因长期接触而发生皮炎、糜烂。固定宜妥善、牢固,限制肩关节外展、外旋活动。固定时间要充分,使破裂的关节囊得到修复愈合,预防以后形成习惯性脱位。

若是合并肱骨外科颈骨折,则采用肱骨外科颈骨折的治疗方法进行固定,视复位后的肱骨头处于何种位置而采用相应的办法。

若是新鲜性肩关节后脱位，复位后，用肩"人"字石膏固定上臂于外展 40°、后伸 40°和适当外旋位，3 周后去除固定。

固定后即鼓励患者做手腕及手指练功活动；新鲜脱位，1 周后去绷带，保留三角巾悬吊前臂，开始练习肩关节前屈、后伸活动；2 周后去除三角巾，开始逐渐做关节向各方向的主动功能锻炼，如左右开弓、双手托天、手拉滑车、手指爬墙等运动，并配合按摩、推拿、针灸、理疗等，以防肩关节周围组织粘连和挛缩，加快肩关节功能恢复。但是，在固定期间，必须禁止上臂外旋活动，以免影响软组织修复。固定去除后，禁止做强力的被动牵拉活动，以免造成软组织损伤及并发骨化性肌炎。陈旧性脱位，固定期间应加强肩部按摩、理疗。

**(二)手术治疗**

习惯性肩关节前脱位的手术治疗方法有以下几种。

**1.肩胛下肌及关节囊重叠缝合术**

即修复关节囊增强关节前壁的方法。当手术显露肩胛下肌时，检查肩胛下肌有无萎缩、损伤及瘢痕形成的情况，于肩胛下肌小结节附着点 2 cm 左右处断开，检查关节囊前壁破裂或损伤情况，并仔细进行修复或重叠缝合。此时将肱骨内收位、内旋位，以便重叠缝合肩胛下肌。肩胛下肌缝合重叠长度，根据肩胛下肌肌力情况或要求限制肩外展、外旋情况而定，一般重叠 1.5 cm，再将喙肱肌腱及肱二头肌短头腱缝合固定于喙突，依次缝合伤口各层组织。术后用外展架将伤肢固定于外展 50°～60°，前屈 45°位，1～2 天拔除负压引流，10 天拆除缝线，3～4 周拆除外展架，开始功能锻炼，并向患者讲清楚以后在工作和生活中要注意伤肢不能过度外展、外旋，以防复发。此法效果不佳，故现已很少运用。

**2.肩胛下肌止点外移术**

这也是修复关节囊增强前壁的方法。当手术显露肩胛下肌时，检查肩胛下肌的情况，并自其止点处切下，使肩胛下肌外端游离，进一步检查关节囊，将肱骨内收、内旋，在肱骨大结节处切开骨膜，将肩胛下肌外端外移缝合固定于肱骨大结节处，以增强其张力，再将喙肱肌腱及肱二头肌短头腱缝到喙突，逐层缝合，术后处理与前法同。

**3.肱二头肌长头腱悬吊术**

此手术是增强肱骨头稳定性的方法。将肱骨内收、内旋，用拉钩向两侧牵开肱二头肌短头腱、喙肱肌腱和三角肌，显露肱骨小结节、肱二头肌长头腱和肩胛下肌，将喙肱韧带在靠近大结节处切断，并充分分离，再将肱二头肌长头腱在肱骨大小结节下方切断,远端向下牵开,提起近侧端,并沿其走向切开关节囊,直到找出肱二头肌长头腱近端的附着点。将喙肱韧带缝包在长头腱近端的外面,加强其牢固强度,以免以后劳损或撕裂,肱二头肌长头腱的两端各用粗丝线双重腱内"8"字形缝合,并从腱的断面引出丝线备用,然后将肱骨略内收,用骨钻从肱骨结节间沟的大小结节下方,对准肱二头肌长头腱近侧端附着点钻一孔,将肱二头肌长头腱近端及其包绕的喙肱韧带,从钻孔拉出到肱骨结节间沟外,再将肱二头肌长头腱的远近两端缝合在一起,或断端分别缝合在骨膜上,再缝合关节囊,逐层缝合切口各层组织。术后用外展架将伤肢固定于外展 50°～60°,前屈 45°位,其他手术处理与前法同。

4.Bankart 手术

此手术方法是修复盂唇及关节囊的方法。当切断并向内翻肩胛下肌后,外旋肱骨即显露关节囊的前侧,检查后在小结节内 2 cm 左右处弧形切开关节囊前侧壁,显露肱骨头,检查盂唇和关节囊可发现破损。用特制的弯钩形锥,在肩胛盂前内缘等距钻成三四个孔,用粗丝线将切开的关节囊的前外缘缝合固定盂唇部,再将关节囊的前内缘重叠缝合于关节囊上,此法缝合关节囊既紧缩关节囊,又加强了关节囊,也使盂唇稳定。修复肩胛下肌、喙肱肌腱及肱二头肌短头腱,检查冲洗创口,逐层缝合切口各层组织,术后用外展架将伤肢固定于肩外展50°～60°,前屈 45°位,其他术后处理与前法同,此种手术方法修复病变部位,临床效果较佳。

### (三)中药治疗

新鲜脱位,早期患处瘀肿、疼痛明显者,宜活血祛瘀、消肿止痛,内服舒筋活血汤、活血止痛汤等,外敷活血散、消肿止痛膏;中期肿痛减轻者,宜服舒筋活血、强壮筋骨的药,可内服壮筋养血汤、补肾壮筋汤等,外敷舒筋活络药膏;后期体质虚弱者,可内服八珍汤、补中益气汤等,外洗方可选用苏木煎、上肢损伤洗方等,煎水熏洗患处,促进肩关节功能的恢复。陈旧性脱位者,内服中药应加强通经活络的药,加用温通经络的药外洗,以促进关节功能恢复。复发性脱位者,应提早补肝肾、益脾胃,以强壮筋骨。对于各种合并症,有骨折者,按骨折三期辨证用药;有合并神经损伤者,应加强祛风通络的药,重用地龙、僵蚕、全蝎等;有合并血管损伤者,应重用活血祛瘀通络的药,或合用当归四逆汤加减。

# 第二节 肩锁关节脱位

肩锁关节由锁骨外端和肩峰关节面组成,关节囊紧,属微动关节。肩锁关节靠关节囊和肩锁韧带维持稳定,并由喙突与锁骨间的坚强的喙锁韧带加强。肩锁关节脱位较为多见,多发于青壮年,男多于女。

## 一、病因病理与分类

肩锁关节脱位多由直接暴力引起,最常见于摔倒时肩外侧着地,受直接外力引起。外力作用于肩峰,通过肩锁关节传至锁骨,可造成肩锁韧带、喙锁韧带损伤,也可造成锁骨骨折。外力较大时,尚可使三角肌及斜方肌损伤。喙突由于受到喙锁韧带的牵拉偶可造成骨折。喙锁韧带完全损伤后,整个上肢及肩胛骨失去肩锁及喙锁韧带的悬吊作用向下垂,而锁骨由于受到胸锁关节的约束和斜方肌的牵拉而有轻度的上翘。

间接外力也可造成肩锁关节的损伤,一般为上肢伸展位摔倒,手部先着地,外力通过上肢传导到肱骨头及肩峰,使肩胛骨向上移位,并可牵拉损伤肩锁韧带。由于外力的作用使喙锁间隙变窄,因此喙锁韧带处于松弛状态,不会受到损伤。外力足够大时,除造成肩锁关节脱位外,也可造成肩峰骨折及肩关节上方脱位。

上肢被机器绞伤所致牵拉损伤,也可造成肩锁关节的损伤。

根据肩锁韧带以及喙锁韧带损伤,锁骨移位的方向和移位的程度不同,可分为以下几种类型。

(1)Ⅰ型:肩锁韧带部分损伤,肩锁韧带仍保持完整,肩锁关节稳定。

(2)Ⅱ型:肩锁韧带完全损伤,肩锁关节发生水平方向前后的不稳定,由于喙锁韧带完整,肩锁关节垂直方向仍保持稳定。锁骨外端没有相对向上移位的现象。有时喙锁韧带受到部分牵拉,可出现锁骨外端轻度上移表现。

(3)Ⅲ型:肩锁韧带与喙锁韧带均遭受损伤,肩锁关节发生脱位。上肢及肩胛骨下垂,表现为锁骨外端翘起,三角肌和斜方肌在锁骨的附着处可有损伤。

(4)Ⅳ型:肩锁韧带及喙锁韧带完全断裂,锁骨外端向后移位穿入到斜方肌内,也称为锁骨后脱位。

(5)Ⅴ型:实际是更为严重的Ⅲ型损伤,锁骨外端翘起位于颈部的皮下。

(6)Ⅵ型:肩锁关节完全脱位,锁骨外端向下方移位至肩峰下方或喙突下。发生于上臂极度外展、外旋位,遭受牵拉外力所致。

## 二、临床表现与诊断

有明显外伤史。伤后局部疼痛、压痛、肿胀。半脱位者,锁骨外侧端向上移位,肩峰与锁骨不在同一水平面上,可触及高低不平的肩锁关节。双侧对比,被动活动时,患侧锁骨外侧端活动范围增加,肩关节功能障碍。若诊断有困难时,则让患者两手分别提重物约 2.5 kg,同时摄双侧肩锁关节正位片进行对比,常可发现患侧锁骨外端与肩峰间距离较健侧增大。全脱位者,锁骨外侧端隆起,畸形明显,患侧上肢外展、上举活动困难。检查时,肩锁关节处可摸到一凹陷沟,局部按压有明显弹跳征,如按琴键。摄 X 线片,可发现锁骨外侧端与肩峰端完全分离,向上移位较明显。Ⅴ型损伤有时可出现臂丛神经受牵拉的症状。Ⅵ型损伤则可合并锁骨、肋骨骨折以及臂丛神经损伤。

## 三、治疗

(1)Ⅰ型损伤:主要采用症状治疗并保护患肩以免再遭受外伤,可休息或用吊带保护患肢1周。疼痛症状消失以前、功能活动未完全恢复时,避免肩部剧烈运动,以免加重损伤。

(2)Ⅱ型损伤:一般采用非手术治疗方法,可使用三角巾或吊带保护,症状减轻后可早期开始肩关节功能锻炼。对于年老体弱者尤应早期开始肩关节功能锻炼。Ⅱ型损伤经治疗后仍持续疼痛,肩关节功能活动受限,可能是因关节内纤维软骨盘或关节软骨碎裂残留于关节内或由损伤的关节囊卷入关节所致,行关节造影有助于诊断。症状持续不减时,可行肩锁关节成形术,清除关节内游离碎片。如锁骨端关节面已有退行性变,则可行锁骨外端切除术。因喙锁韧带完整,肩胛骨不会发生明显下坠。

(3)Ⅲ型损伤:对年老体弱者或非体力劳动者宜采用非手术方法治疗。虽然推荐固定方法很多,但实际上任何外固定都难以维持历时数周的复位。患者也难以接受长时间的固定。因此非手术治疗实际是接受锁骨外端的移位,早期开始的肩关节功能锻炼以恢复肩关节的功能活动为目标。一般可用三角巾或颈腕吊带保护患肩,同时辅以症状治疗。当疼痛症状减轻后,鼓励患者练习使用上肢,开始进行肩关节功能锻炼。伤后2~3周患肩可逐渐达到正常活动范围。

对于青年患者或体力劳动者,可采用手术治疗。手术治疗有 4 种基本方式:①肩锁关节切开复位内固定,韧带修补或重建。②喙突锁骨间内固定,韧带修复或重建。③锁骨外端切除。④动力肌肉移位。目前对Ⅲ型新鲜损伤较为常用的手术方法为切开复位,以克氏针固定肩锁关节,同时修复肩锁韧带及喙锁韧带;或以拉力螺钉固定锁骨及喙突,同时修复肩锁及喙锁韧带。术中注意清除肩关节内破损的纤维软骨板,修复关节囊。同时对三角肌及斜方肌在锁骨上的损伤部位进行修复,以增强关节的稳定,并有利于肩部肌肉力量的恢复。术后采用颈腕吊带保护1～2周,如内固定较为牢固,可早期使用患肢进行日常活动,2周后可间断去除吊带进行功能锻炼,3个月内避免患肢用力进行提拉活动。一般于术后6～8周去除内固定。

对于Ⅳ、Ⅴ、Ⅵ型损伤原则上均应手术治疗。尤其Ⅴ型损伤,由于损伤严重、锁骨外端移位较大,需手术复位,以拉力螺钉固定锁骨及喙突。Ⅳ及Ⅵ型损伤如能经手法复位,可行非手术方法治疗。对青年患者、体力劳动者宜行手术复位固定。

对陈旧性肩锁关节脱位的患者,如肩部疼痛、肩锁关节有退行性变者,一般应行锁骨外端切除术治疗,切除范围至少应为2 cm。切除太少,肩外展活动时,锁骨外端可与肩峰相顶撞,仍会引起疼痛。陈旧性Ⅱ型损伤切除锁骨外端时,应保留喙突至锁骨的锥形韧带,以免锁骨外端过度向上翘起。

其他类型的陈旧损伤,由于喙锁韧带均已断裂,锁骨外端切除后需重建喙锁韧带稳定锁骨外端,否则锁骨端可刺激周围的软组织引起疼痛症状。一般可用喙肩韧带重建喙锁韧带,同时用拉力螺钉固定锁骨及喙突。也可采用动力肌肉移位方法治疗,即将喙肱肌、肱二头肌短头连同喙突移位至锁骨,并以螺钉固定,达到利用肌肉动力稳定锁骨的目的。也可同时切除锁骨外端。

药物治疗应当按损伤三期辨证施治。初期肩部肿胀疼痛,宜活血祛瘀,消肿止痛,治以舒筋活血汤内服。中期肿痛减轻,宜舒筋活血、强壮筋骨,以壮筋养血汤内服。后期症状几乎消失,宜补肝肾、舒筋活络,以补肾壮筋汤内服。损伤后期,关节功能障碍者,以损伤洗方熏洗,可配合按摩、推拿治疗。


# 第三节　肘部关节脱位


## 一、肘关节脱位

肘关节脱位比较常见,在全身大关节脱位中占1/2左右,居第1位。好发于任何年龄,但以青少年和壮年多见,儿童和老年人少见。

肘关节为屈戍关节,即铰链关节,由肱骨下端滑车和尺骨上端鹰嘴窝及肱骨小头和桡骨小头所组成。构成肘关节的肱骨下端内外宽厚、前后扁平,侧方有坚强的韧带保护,但关节囊前后部相对薄弱,加上尺骨冠状突较鹰嘴突小,因此对抗尺骨向后移位的能力比对抗尺骨向前移位的能力差,所以临床上肘关节后脱位要比其他类型的脱位多见。

新鲜关节脱位早期正确诊断、及时手法复位、适当的固定和恰当的功能锻炼,多不会遗留明显的功能障碍,且脱位复位后很少复发习惯性再脱位。但若早期未得到及时、正确的诊断和治疗,则可导致晚期出现严重功能障碍,此时无论采取何种治疗措施都难以恢复正常功能,而仅仅是获得不同程度的功能改善而已。

**(一)病因病理**

**1.肘关节后脱位**

肘关节后脱位多为传达暴力或杠杆作用力而引起。患者跌倒时,肘关节完全伸直,前臂旋后位,手掌着地,传达暴力使肘关节过度后伸,以致鹰嘴尖端急骤撞击肱骨下端的鹰嘴窝,在肱尺关节处形成杠杆作用,使止于喙突上的喙肱肌及肘关节囊的前方被撕裂,肱骨下端向前移位,尺骨喙突和桡骨头同时滑向后方而形成肘关节后脱位。由于环状韧带和骨间膜将尺桡骨比较牢固地束缚在一起,所以脱位时尺桡骨多同时向背侧移位。当暴力传达到肘关节时,由于肘关节处于内翻位或外翻位的不同,尺骨鹰嘴和桡骨头除向后移位外,还可以向桡侧或尺侧移位,形成肘关节侧后方移位。发生侧后方移位时,很容易发生肱骨内、外髁撕脱性骨折。单纯的肘外侧移位较少见,偏向桡侧移位又可称为肘后外侧移位,偏向尺侧移位称为肘后内侧移位。

**2.肘关节前脱位**

肘关节前脱位损伤原因多为直接暴力所致。如屈肘位跌倒,肘先触地,暴力由后向前,可将尺骨鹰嘴推移至肱骨的前方,肱骨下端相对移向后方,形成肘关节前脱位。此种损伤常合并尺骨鹰嘴骨折,组织损伤较严重。间接暴力所致者是因跌倒后手掌撑地,前臂相对固定支撑体重的情况下,身体沿上肢纵轴旋转,以致产生肘关节侧方脱位,暴力继续作用而致尺桡骨完全脱到前方,亦可致肘关节前脱位。此种外力多较剧烈,关节囊及侧副韧带遭受严重损伤或断裂,常合并有撕脱性骨折。

3.肘关节侧方脱位

单纯的肘关节侧方脱位少见。侧方脱位分为内侧和外侧两种。外侧脱位是肘外翻应力所致,内侧脱位是肘内翻应力所致。肘关节侧方脱位实质上是肘关节侧副韧带和关节囊的严重撕裂伤。此种脱位是与脱位方向相对侧的韧带及关节囊损伤严重,而脱位侧的损伤反而较轻。

4.肘关节爆裂型脱位

爆裂型脱位少见,其特点是尺桡骨呈直向分开,肱骨下端位于尺桡骨之间,此时关节囊广泛撕裂,韧带完全断裂,软组织损伤严重。根据尺桡骨近端移位方向的不同,通常分为前后爆裂型脱位和内外爆裂型脱位两种。前后爆裂型是前臂在极度旋前位时,尺骨在暴力作用下向后脱位并停留在鹰嘴窝中,桡骨头向前脱位进入冠状窝内;内外爆裂型多为沿前臂传达暴力致环状韧带及骨间膜破裂,尺桡骨分别移向内侧和外侧,而肱骨下端则处在二者之间。

(二)临床表现与诊断

1.肘关节后脱位

肘部疼痛、肿胀、功能活动障碍。肘关节弹性固定于约135°半屈曲位,肘窝前饱满,可触摸到肱骨下端,尺骨鹰嘴明显向后突出,肘后部空虚,呈靴样畸形。肘后三点骨性标志关系发生改变,这一点可与伸直型肱骨髁骨折相鉴别。前臂前面较健侧明显缩短,关节前后径增宽。若有侧方移位时,可呈现肘内翻或肘外翻畸形。X线检查可确诊并可看出有无并发骨折。

2.肘关节前脱位

肘部疼痛、肿胀、功能活动障碍。肘关节过伸,屈曲活动受限,呈弹性固定。前臂的前面较健侧长,肘前部隆起,可触到脱出的尺桡骨上端,在肘后可触及到肱骨下端。肘关节正侧位X线检查可确诊,并可了解有无并发骨折。临床检查时应注意有无重要神经、血管的损伤。

3.肘关节侧方脱位

伤后剧烈疼痛、肿胀,关节常处于半屈曲位,功能活动障碍。肘关节外侧脱位时,呈外翻畸形,关节周围肿胀压痛,尤以内侧明显,局部可见皮下淤血,关节内后方空虚。肘关节内侧脱位时,呈内翻畸形,关节周围肿胀、压痛,尤以外侧明显,前臂提携角消失,关节外后方空虚。肘关节外侧脱位时,应注意有无尺神经牵拉伤;肘关节内侧脱位时,应注意有无桡神经损伤。肘关节正侧位X线片可明显诊断及判断是否合并有骨折。

### 4.肘关节爆裂型脱位

关节周围肿胀、压痛较其他类型肘关节脱位严重,肘关节处于微屈曲位,肘部弹性固定,前臂旋转功能受限。前后爆裂型脱位关节呈前后方向突起,可触及移位的尺骨鹰嘴和桡骨头,前臂短缩。内外爆裂型脱位肘部明显变宽,前臂短缩,旋转受限。肘关节正侧位 X 线片可以明确尺桡骨移位的方向。肘关节爆裂型脱位是一种严重的损伤,临床检查时应注意是否合并有局部挤压伤和全身的并发症。

### (三)治疗

#### 1.新鲜时关节脱位

肘关节脱位一经诊断,应及时行手法整复,只要能掌握好手法复位的方法和技巧,均可获得成功。复位后固定 3 周左右,解除固定后主动进行功能锻炼,绝大多数疗效是满意的。

(1)肘关节后脱位:诊断明确并对是否合并有骨折及神经、血管损伤进行检查和评价后,应及时行手法复位,伤后时间短者可不用麻醉,伤后超过 6 小时者应给予臂丛神经阻滞麻醉,以保证复位手法在肌肉松弛及无疼痛感觉下进行。单纯肘关节后脱位合并神经、血管损伤者少见;并发骨折者,应先整复脱位,然后处理骨折,大多数撕脱骨折随着关节的复位而骨折片亦随之复位。肘关节后脱位的手法复位方法很多,其基本方式都是采用在牵引下屈肘复位法。

1)拔伸屈肘法:患者取坐位,助手立于患者背后,以双手握其上臂,术者站在患者前面,以双手握住腕部,置前臂于旋后位,与助手相对拔伸,然后术者以一手握住腕部继续保持牵引,另一手的拇指抵住肱骨下端向后推按,其余四指抵住鹰嘴向前端提,并慢慢将肘关节屈曲,若闻入臼声,说明脱位已整复。

2)卧位拔伸屈肘法:患者平卧于诊疗床上,患肢上臂靠床边,术者一手按其肱骨下段,另一手握住患肢前臂顺势拔伸,有入臼声后,屈曲肘关节,则脱位得以整复。

3)膝顶拔伸法:患者坐位,术者立于患侧前面,一手握住其前臂,另一手握住其腕部,同时一足踏在凳面上,以膝顶在患侧肘窝内,先顺畸形拔伸,然后逐渐屈肘,有入臼声者,患侧手指可摸到同侧肩部,即为复位成功。

4)手法复位要领:目前临床上常用的方法大多是在半屈肘位牵引下屈肘复位,其方法安全可靠,但有学者认为复位过程中采用"过伸方式"以便鹰嘴自滑车"解锁",但在完全伸肘位或肘部过伸位复位存在一定的危险性,有可能增加对肱肌的损伤,也可能使正中神经发生嵌夹,因此一般都采用半屈肘位牵引前臂远端的方法进行复位。

手法复位原则上应在肌肉松弛及无疼痛感觉的情况下进行,这有利于复位成功以及避免复位时出现撕脱性骨折。在复位前一定要了解骨端移位方向,手法整复的关键在于有侧方移位时先矫正侧方移位,同时强调在半屈肘位牵引施行屈肘复位手法时一定要保持连贯性,且要注意复位技巧,只有做到这些,才能保证一次性复位成功。

固定方法:复位后,用上肢屈曲型杉树皮托板或石膏托固定屈肘位2～3周,并用三角巾或颈腕带悬吊患肢于胸前。若关节积血多者,可在无菌条件下穿刺抽吸,以预防关节粘连与骨化性肌炎。

医疗练功:肘关节损伤后,极易发生关节僵硬和骨化性肌炎,故脱位整复后,应鼓励患者早期进行功能锻炼,固定期间应做肩、腕及掌指关节的功能活动。解除固定后,应加强肘关节的屈伸和前臂的旋转活动。肘关节的练功活动,应以积极主动的练功为主,切忌对肘关节进行粗暴的被动活动,以防发生骨化性肌炎。

(2)肘关节前脱位:诊断明确后,应在良好的麻醉使肌肉松弛的状况下,及早施行手法复位。单纯性肘关节前脱位应将肘关节牵引至极度屈曲位进行复位。患者取仰卧位,一助手牵引上臂,另一助手用一宽布带套在尺桡骨上端,做对抗牵引。术者一手握住前臂,另一手握住肱骨下端,加大牵引使鹰嘴突下移到滑车关节下方,用力向后推动前臂同时向前推挤肱骨下端,达到肱尺关节复位。

合并尺骨鹰嘴骨折的肘关节前脱位,复位时,前臂不需要牵引,只需将尺桡骨上段向后加压,即可复位,复位后不做肘关节伸屈活动试验,以免加大骨折移位,将肘关节保持伸直位,或稍过伸位,此时尺骨鹰嘴近端多能自行复位。若复位欠佳,稍有分离时,可将尺骨鹰嘴近端向远端挤压,放上半月形压垫,用夹板或石膏托固定,尺骨鹰嘴骨折对位差者,再用其他尺骨鹰嘴骨折固定方法固定。

关节脱位手法复位的基本原则是使脱位的骨端从滑脱出的原路逆行恢复至原来的位置。因尺骨鹰嘴的骨阻挡作用,肘关节前脱位极少见,单纯的肘关节前脱位常易导致尺骨鹰嘴骨折。从创伤机制上分析,肘关节前脱位应是在前臂固定、上臂沿上肢纵轴旋转外力所致,首先产生的是肘侧方移位,外力继续作用则导致尺桡骨完全移位至肘前方。特别是合并内、外上髁撕脱性骨折者多属此类。因此在手法复位前应判断尺骨鹰嘴脱位至肘前方的途径。如果从肘内侧脱出,复位时应使尺骨鹰嘴从内侧旋回复位;而从外侧脱出,则应从外侧旋回复位。

(3)肘关节侧方脱位:手法复位应在臂丛神经阻滞麻醉下进行,以免进一步加重软组织的损伤,患者取仰卧位,患肢置于轻度屈肘位,一助手固定上臂,术者一手握患肢前臂并略加牵引,另一手握患肘部,以拇指和其他手指使肱骨下端和尺桡骨上端向相对方向推挤即可使其复位。但应注意不要使侧方移位转化为后脱位,否则会加重软组织的损伤。有撕脱性骨折者,多可随之复位;有对位不佳者,再用手法进行整复。术后用上肢屈曲型杉树皮托板或石膏托固定3周,固定期间和解除固定之后,均可按肘关节后脱位练功法进行功能锻炼。

(4)肘关节爆裂型脱位:严重的肘关节完全脱位,由于肘部的肱尺、肱桡及上尺桡3个关节全部脱位,手法整复时须将肘部3个关节完全复位。复位应在臂丛神经阻滞麻醉下进行,患者取仰卧位,助手固定患肢上臂。前后爆裂型脱位,术者一手握前臂在牵引下逐渐将前臂旋转至旋后位,另一手托住患肘部,拇指推挤桡骨头迫使桡骨头复位,在继续牵引下逐渐屈曲肘关节,并同时按压肱骨下端向后,推拉尺骨鹰嘴向前,使肱尺关节复位。内外爆裂型脱位在肘关节半屈曲位牵引,先向内推挤尺骨鹰嘴使肱尺关节复位,然后再由两侧挤按使上尺桡关节复位。复位完成后应固定屈肘前臂旋后位3周。由于此型脱位软组织损伤严重,外固定不宜过紧,并注意密切观察患肢血运、神经感觉和运动功能,以防发生并发症。

2.陈旧性肘关节脱位

肘关节脱位因误诊或者未及时治疗,延误3周以上时,称为陈旧性肘关节脱位。因关节脱位是以手法整复为主,实际临床上肘部脱位超过10天,整复就比较困难。且对陈旧性肘关节脱位无论采用何种治疗方法都难以恢复正常的功能。所以对肘关节脱位强调早期诊断,及时处理。

陈旧性肘关节脱位在病程上有很大差异,其病理变化也不尽相同,脱位时间越长,病理变化越显著。主要特点是关节部位瘀血机化,大量的纤维组织填塞,关节周围肌肉、筋膜、侧副韧带和关节囊挛缩,与关节软骨面粘连。由于关节脱位后,关节软骨失去关节液的营养,以及长期的弹性固定而渐退变,甚至剥脱,以及关节部位的骨质疏松。这些病理变化不仅给治疗增加了困难,而且也影响治疗的效果。

肘关节脱位一旦失治或误治,必将导致肘关节严重的功能障碍,治疗的效果直接取决于治疗的时间,治疗越早越好,其治疗结果仅仅是获得不同程度功能改善而已。脱位时间在3个月以内,不合并有骨折或血管、神经损伤及骨化性肌炎的单纯后脱位,肘关节仍有一定活动范围者,采用手法整复,常可获得满意的效果。对闭合复位不成功者,或伤后仅数月而无骨化性肌炎及明显骨萎缩者,可采取切开复位。因脱位时间过久,关节软骨继发性损害软化、剥脱,无法恢复关节功能者,有的需行肘关节成形术、人工关节置换术,或者肘关节融合术,以改善上肢的功能。

(1)手法复位。

1)复位前准备:先做患肢舒筋按摩及舒筋活血、通经活络、利关节的中药煎汤熏洗局部,使关节周围挛缩粘连的组织逐渐松解。并行尺骨鹰嘴牵引约1周,嘱患者自行活动肘关节,以增加复位的可能。

2)松解粘连:在臂丛神经阻滞麻醉下,患者取仰卧位,助手双手固定上臂,术者一手握肘部,一手握腕部,作肘关节前后屈伸、内外旋转及左右摇摆活动,反复多次。范围由小到大,各种动作均应轻柔、缓慢、稳妥、有力,切不可操之过急。然后在助手上下分别牵引下,重复以上的舒筋松解手法,直到肘关节周围的纤维粘连和瘢痕组织以及肱二头肌、肱三头肌得到充分松解,伸展延长,方可进行整复。

3)复位手法:患者取坐位或卧位,上臂和腕部分别由两名助手握持,做缓慢强力对抗牵引,术者双手拇指顶压尺骨鹰嘴突,其余手指环握肱骨下端,肘关节稍过伸,当尺骨鹰嘴和桡骨头牵引至肱骨滑车和外髁下时,缓缓屈曲肘关节,若能屈曲90°以上即可复位,此时鹰嘴后突畸形消失,肘后三角关系正常,肘关节外观恢复。复位成功后,将肘关节在90°~135°反复屈伸数次,以舒筋通络,解除卡夹在关节间隙的软组织,再按摩上臂、前臂肌肉,内外旋转前臂和屈伸腕、掌、指关节,以理顺筋骨、行气活血。

4)固定、练功和药物治疗:复位后将肘关节置于90°。经摄X线片证实已复位,上肢用屈曲型杉树皮托板或石膏托固定3周。早期鼓励患者活动肩、腕以及手指各关节。解除固定后主动练习肘部屈、伸及前臂旋转活动。给予活血化瘀、舒筋活络的中药内服、外敷和熏洗。

(2)手术切开复位:适用于手法复位难以成功,或伤后数月无骨化性肌炎,关节软骨面脱落坏死不严重,肘部处于非功能位的患者。手术一般取肘关节后侧切口,肘关节后侧显露后,除了要彻底清除肱骨下端的纤维骨痂、尺骨鹰嘴内的纤维组织外,要想获得关节的复位,还必须对包绕关节的所有软组织进行松解,包括前方和后方对关节囊和韧带进行剥离。为了达到复位的目的而进行的广泛的松解剥离,将使肘关节发生明显不稳定,容易再发生向后脱位,因此术中还需用克氏针将鹰嘴与肱骨髁固定。关闭切口前应松开止血带彻底止血,并在切口内放橡皮引流条1枚。3周后去除钢针再行关节功能练习。

(3)假复位:肘关节僵直在非功能位,而又无条件手术治疗者,可在麻醉下由非功能位通过手法活动将其放置在功能位,并用石膏托制动3周。对脱位已久者,在施行手法扳动前,应将尺神经前移,否则极易发生尺神经麻痹。

(4)关节切除或成形术:脱位时间长,关节僵直在非功能位并且有明显的症状,此时,可做关节切除或成形术。取肘后方切口,将肱骨远端由内外上髁水平切除,或保留两上髁而将其间的滑车和外髁的内侧部切除,故而呈鱼尾状,适当修整尺骨鹰嘴并切除桡骨头。在切除的骨端之间再衬以阔筋膜则为关节成形术。

(5)人工关节置换术:中年以上患者,在肘屈伸肌良好的情况下可行人工关节置换术,它能恢复良好的关节活动并有适度的稳定性。

(6)关节固定术:体力劳动患者,为工作方便起见,可考虑行关节固定术。为保证其有牢固的骨性融合,在切除关节软骨后,尺肱骨之间可用螺丝钉等予以固定。周围再植以松质骨,术后制动时间要在8周以上。

由于医疗技术水平的提高,陈旧性肘关节脱位已越来越少了。宣武医院既往的经验表明:切开复位及关节切除术是最常用的方法,术后功能的改善是满意的。

3.中药治疗

各种类型的脱位,复位后,应按损伤分期和病症虚实辨证内外用药治疗,以利肿痛的消减、功能的早日恢复,减少并发症的发生。初期宜活血化瘀、消肿止痛,可内服舒筋活血汤、续断紫金丹,外敷消炎散、双柏散或消肿止痛膏。中期宜和营生新、舒筋活络,可内服壮筋养血汤、跌打养营汤,外敷舒筋活络药膏或接骨续筋膏。后期宜补养气血、强筋健骨,可服壮筋丸、健步虎潜丸等,外用海桐皮汤、上肢损伤洗方煎汤熏洗,或外擦跌打万花油或贴膏药,直至功能恢复。

**二、桡骨头脱位**

单纯外伤性桡骨头脱位少见,主要见于青壮年人。但脱位合并骨折的并不少见,尤以Molteggia骨折脱位中的桡骨头脱位最为常见。

**(一)病因病理**

单纯桡骨头脱位是前臂强力旋转暴力作用于桡骨近端,引起环状韧带撕裂的结果。单纯桡骨头脱位可因桡骨头较短小,在环状韧带松弛、狭窄的局部解剖因素的前提下,前臂处于极度旋转位,特别是在前臂旋前位、肘过伸位时,外力致前臂做强力肘内翻活动,迫使桡骨头弹离环状韧带而脱出。环状韧带可因此被撕裂,被嵌挤于肱桡关节或上尺桡关节之间。因受肱二头肌牵拉的影响,脱位的方向大多在前外侧,少数向外侧脱出。

（二）临床表现与诊断

患者有外伤史,肘部疼痛,肘外侧肿胀,压痛明显。前臂旋转功能受限,肘微屈,前臂处于旋前位,少数处于旋后位,肘前外侧有骨突隆起,为脱位的桡骨头。肘部X线片有助于确诊桡骨头脱位及明确其脱位方向,并可了解有无并发骨折。临床检查时,应注意患肢主动伸腕、伸拇活动是否存在,以便了解有无并发桡神经深支和骨间背侧支损伤。

（三）治疗

1. 手法复位

手法复位是治疗本病的主要方法,对大多数新鲜桡骨头脱位有效。复位应在臂丛神经阻滞麻醉下进行,患者取仰卧位,一助手握持上臂,另一助手握持腕部做对抗牵引至前臂旋后位。术者一手由内向外推肘关节,以扩大肘关节外侧间隙,另一手拇指由前外侧按压桡骨头,并令前臂做轻度的旋前运动,迫使桡骨头回归原位。复位成功后,屈曲肘关节前臂中立位,前臂4块夹板桡骨头加垫固定,三角巾悬吊胸前3周,解除固定后,主动进行肘关节屈伸和前臂旋转功能锻炼。

2. 手术治疗

陈旧性桡骨头脱位,或伴有环状韧带严重撕裂,桡骨头复位后难以固定者,可考虑手术治疗。手术宜行切开复位,环状韧带重建术;若为成年人,可行桡骨头切除术。

# 第四节 腕、指骨脱位

## 一、下尺桡关节脱位

下尺桡关节脱位又称尺骨头脱位。下尺桡关节是由桡骨下端尺侧和尺骨小头,在桡骨背侧韧带、掌侧韧带和三角纤维软骨连接和维持下组成。下尺桡关节是前臂的旋转枢纽,也是腕关节尺侧负荷的传导枢纽。由于下尺桡关节主要靠关节盘和桡尺掌、背侧韧带维持稳定,没有像桡尺近侧关节一样有环状韧带环抱桡骨颈,因此在解剖结构上较不稳定。下尺桡关节与腕关节隔开而不相通。下尺桡关节与上尺桡关节联动,是车轴关节,在正常活动时,尺骨不动,仅是桡骨的尺骨切迹围绕尺骨小头并以其为轴心,做150°左右弧形旋转,其主要功能是使前臂做旋前和旋后运动。

下尺桡关节脱位临床比较多见,患者多为青壮年。

### (一)病因病理与分类

下尺桡关节脱位可由直接或间接暴力引起,多为间接暴力所致。腕背部尺侧直接遭受暴力时,可造成尺骨头掌侧脱位,如做转动螺丝刀、扣排球及旋转机器摇把等动作时,患肢前臂遭到过度旋转的直接暴力;或跌倒时腕部在背伸位,遭到间接暴力,即旋转剪切力,或分离外力作用,均可导致三角纤维软骨撕裂,或与桡尺掌、背侧韧带同时破裂,发生尺骨小头脱位。按脱位方向分类,有尺骨远端向背侧向尺侧移位、尺骨头向掌侧脱位、尺骨头向背侧脱位、下尺桡关节分离等4种类型,一般为3个方向的移位同时存在。孤立性下尺桡关节半脱位或脱位在临床上比较少见。最常见的脱位为桡骨远端骨折或者桡骨短缩的长轴脱位以及在此基础上并发的尺骨远端的背侧脱位。此外,强制桡骨内旋、外旋或长期劳损,可发生尺桡关节分离或脱位。

### (二)临床表现与诊断

腕部有外伤史,常有下尺桡关节处疼痛、轻度肿胀,通常无明显畸形。旋前或旋后时腕部疼痛加剧,握力下降,腕关节运动时会产生弹响。患手不能端提重物,自觉无力,握力亦减弱,伸腕、尺偏、旋后活动受限。尺骨头向背侧脱位时,尺骨头较正常时更为隆起,向掌侧按压时,弹性感较健侧明显;尺骨头向掌侧脱位时,尺骨头在背侧的隆起消失,甚至有凹窝出现。下尺桡关节分离时,两侧对比,患侧较健侧增宽。摄腕关节正、侧位X线片,可明确有无下尺桡关节分离,X线正位片可见下尺桡关节间隙增大(>2.5 mm),侧位片可见尺桡骨相对位置的变化,即尺骨头向掌侧或背侧突出,必要时应与健侧比较。也可做CT、MRI或腕关节造影及关节镜检查,以进一步明确诊断。若疑诊为三角纤维软骨破裂者,可做腕关节碘剂造影,若X线片显示碘剂流入下尺桡关节间隙者,则为三角纤维软骨破裂。

### (三)治疗

下尺桡关节脱位临床并不少见,常因认识不足发生诊疗失误,导致腕关节的功能障碍和疼痛。其治疗主要以恢复腕关节功能为主。单纯脱位一般考虑保守治疗,如合并桡骨远端骨折或尺骨茎突骨折则不可强求手法复位。

**1.手法复位夹板外固定**

(1)中立位手法复位夹板外固定:以背侧脱位为例。患者坐于凳上或床边,平伸前臂,掌心向下,助手二人,一人双手握其上臂,一人握其腕,行相对拔伸牵引。术者用力将尺骨向桡骨和掌侧推挤按压,并让远端助手屈曲肘关节,手搭其肩,使其复位。复位后持宽 3 cm、厚 1～1.5 cm、长可环绕腕部多半圈的纸压垫或硬纸板,用水蘸湿(不能浸透),置放在腕背侧尺侧下尺桡关节处,再用桡骨下端骨折夹板固定,前臂中立位绷带或三角巾悬挂胸前,手心紧握柱状托板圆柱,不得内倾外翻,减少腕关节旋转,固定 3～4 周。亦可用石膏外固定于旋前位 4～6 周。

(2)前臂完全旋后位夹板固定治疗下尺桡关节背侧脱位:将患者前臂极度旋后,同时向掌侧按压尺骨小头即可复位。维持复位位置,放置合骨垫,前臂 4 块夹板在腕关节旋后位固定,屈肘 90°悬吊前臂。夹板的远端均要有向外的弧度,其大小必须适合正常的腕关节解剖,一般为桡侧板 35°,尺侧板 15°,掌侧板 15°,背侧板 30°。角度过小会压伤皮肤且达不到治疗效果。在固定期间可做屈伸运动,严禁前臂旋前。

前臂旋后位固定的优点和原理:前臂旋后位,三角软骨盘掌侧和桡尺掌侧韧带紧张,向掌侧拉紧尺骨小头,同时旋前方肌浅头对尺骨小头有压迫,起到支撑和维持作用。上述综合因素不仅阻止尺骨小头向背侧移位,同时有利于桡尺背侧韧带和三角软骨盘背侧缘修复,也减少了下尺桡关节潜在的不稳定因素的存在。

**2.钳夹固定治疗急性下尺桡关节脱位**

此法认为以往的夹板、石膏多不能有持续加压作用,保持复位后的位置困难。采用 X 线下整复固定,行常规消毒后,术者维持对位的下尺桡关节,一助手直视下用预先准备好的消毒钳夹从桡骨茎突上 1.0 cm 处与桡骨冠状面平行经内外侧穿入夹住尺桡骨。钳尖直接穿过皮肤达骨质,用力加压,同时慢慢上下摇晃,使钳夹进入骨皮质,将钳柄锁死,以防滑脱。对于儿童患者,可在桡骨茎突上 2.0 cm 处进钳,避开骨骺板,以免损伤。术后掌背侧用夹板固定,前臂悬吊在胸前。定期复查,调整钳夹。固定后可活动手指,2 周后可适当活动腕关节,4～6 周去除固定。

此法的实质是使下尺桡关节对合紧密,利用钳夹将尺桡骨下端内外侧牢固固定,使韧带、关节囊和骨间膜充分修复,恢复下尺桡关节的生理功能。

**3.经皮穿刺钢针内固定治疗下尺桡关节脱位**

手术方法:臂丛神经阻滞麻醉下手法复位。背侧脱位时置于旋后位牵引,向掌侧推压脱位的尺骨头,成功后固定于旋后位。掌侧脱位时置于旋前位牵引,向背侧推压脱位的尺骨头,成功后固定于旋前位。取克氏针时以桡骨茎突处为进针点,垂直进针,通过下尺桡关节平面及下尺桡骨远端骨骺中心,以免损伤血管、神经和肌腱,针尖以刚透过尺骨尺侧骨皮质为度。将针尾剪短折弯埋于皮下。术后硬纸板外固定,4周后去除克氏针行腕关节功能锻炼。

此法疗效可靠,术中注意维持原位,选好进针点及掌握好进针方向,以减少损伤,注意进针深度以针尖刚透过尺骨尺侧骨皮质为度。术后不可早去针。去针后应积极锻炼,以促进功能恢复,减少脱位复发率。

**4.手术治疗**

对于复位失败、下尺桡关节陈旧性损伤造成习惯性脱位及晚期下尺桡关节脱位者,均需手术治疗。

(1)旋前方肌紧缩术治疗下尺桡关节背侧脱位:自尺骨茎突向近端做一长约6 cm的纵形切口,切开显露深筋膜,把尺侧腕屈肌腱,指浅屈肌、指深屈肌腱牵向桡侧,即可显露旋前方肌。沿旋前方肌尺骨附着处的边缘,切开骨膜,行骨膜下剥离,把旋前方肌骨膜瓣轻轻掀起,注意保护血管神经分支。前臂旋前位,按压尺骨小头,使下尺桡关节复位,此时将前臂固定在中立位,直视下经尺桡骨远端固定一克氏针,一端针尾留在皮外,便于拔除。把旋前方肌骨膜瓣从尺骨前缘移到背侧,与尺骨背侧骨膜缝合,后依次关闭切口。前臂中立位石膏固定4周。

此法要领是依靠旋前方肌的动力修复,来维持下尺桡关节的稳定,用新的受力方式,使腕部恢复了新的力量平衡。旋前方肌有血管、神经支配,复位后不会引起肌缺血挛缩或失常神经而降低疗效。

(2)用掌长肌腱修复下尺桡关节脱位:从腕背侧入路,避开浅静脉主干,逐层分离,显露尺桡骨远端2～3.5 cm,手持式电钻在距尺骨远端1 cm处钻孔,方向尽可能前后垂直,出孔稍偏桡侧。试行复位后,在同一平面的桡骨中线处钻孔,前后垂直,出口稍偏尺侧,冲洗伤口,取同侧掌长肌腱,串通尺桡两孔,在桡侧交叉,充分复位后拉紧肌腱,7号线缝合,两头拉直缝合在附近韧带上,关闭切口。前臂充分旋后位石膏固定。术后3天开始手指锻炼,3周后拆除石膏开始屈腕锻炼,随后行旋转功能锻炼。

传统切除尺骨小头的方法,基本可恢复前臂旋转及腕部功能,但外观畸形,患肢承重、稳定性明显偏差,而随着尺骨头的消失,前臂部分单支架旋转,腕关节结构破坏,会产生"内空"感。掌长肌腱修复下尺桡关节脱位,不但能够保存完整的解剖结构,且肌腱力量大,穿入骨内而相连,对腕部稳定性和手部承重有着重要的作用。术中应注意保护表浅静脉,注意无菌技术、止血、术后抗感染等环节,以利尽早恢复局部血运,保证掌长肌腱存活。

5.单边外固定架治疗合并下尺桡关节脱位的桡骨远端粉碎性骨折

(1)单边外固定架治疗的方法:采用 Bastiani 单平面半针固定架(小号)。臂丛神经阻滞麻醉下,患肢外展置于边台,消毒铺巾。远端两针固定于第 3 掌骨背侧,近端固定于桡骨中下段背侧距桡腕关节 10 cm 处。锐性小口切开皮肤后,钝性分离至骨面,钻头钻孔后,拧入支架钉过对侧皮质。注意支架钉应避开中指伸肌腱,且穿过掌侧皮质 1 个螺纹即可。外固定架固定好后,于牵引下行 X 线透视,下尺桡关节解剖结构基本恢复,拧紧加压杆螺母。或用加压杆在 X 线动态观察下反向撑开,恢复下尺桡关节解剖结构,使桡骨和尺骨关节面水平。调节万向节,固定腕关节于背伸 20°、尺偏 10°的功能位,手法复位桡骨远端,固定 6 周后拆除外固定架。

(2)单边外固定架治疗的优点:应用外固定架撑开关节间隙,解除对桡骨茎突的压迫;牵拉骨块恢复正常解剖关系,并可直接固定于功能位,便于护理;术后可随时调整;由于固定范围小,患者握拳充分,消肿快,局部血液循环恢复快,有利于骨折愈合,且不影响一般日常生活和工作。

6.中药治疗

中药在下尺桡关节脱位治疗中,对于消肿止痛、活血化瘀和通利关节有重要的作用。可按不同病程中所出现的病症进行辨证用药。

**二、月骨掌侧脱位**

月骨脱位是指其他腕骨与桡骨远端关节面的关系不变,而月骨向桡骨掌侧脱位。月骨,古名"高骨",上接桡骨下端,下邻头状骨,左右分居舟骨、三角骨。其位于腕关节中心,侧面呈圆形,冠状面上呈四方形,矢状面上呈楔形。月骨掌侧角宽大,背侧角窄小,所以它总是处于一种背伸的趋势,是腕关节中最不稳定的腕骨。其掌侧面、背侧面均有血管进入,外伤可造成血管损伤,引起月骨坏死。此外,还有学者认为侧面月骨在纵向和横向应力的作用下,易出现微小骨折,引起月骨内血管网的破坏,导致月骨坏死。

**(一)病因病理**

多为传达暴力所致。患者跌倒,手背伸、尺偏、旋前位着地,月骨被桡骨远端和头状骨挤压,使其脱离背侧桡腕韧带的束缚,发生月骨掌侧脱位。

### (二)临床表现与诊断

腕关节有明确的外伤史,腕部疼痛、肿胀、活动受限、握力下降,腕掌侧可触到有物体隆起,屈伸手指时疼痛明显,部分患者可出现正中神经受压症状。X线正位片可见月骨轮廓由梯形变为三角形,且与周围腕骨的关节间隙不等;侧位片可见月骨相对桡骨向掌侧脱位,月骨窝空虚。

### (三)治疗

月骨脱位治疗的目的是恢复骨与关节的正常解剖位置及腕关节的功能。对于受伤1~2周确诊为月骨脱位的患者应首选闭合复位,一般都可成功。对于病程较长或闭合复位未能达到解剖复位者,应采用切开复位内固定术。

1.手法复位

在臂丛神经阻滞麻醉下,使前臂肌肉充分松弛,沿纵轴牵引腕关节,使桡腕关节间隙增大,并背伸腕关节,从月骨掌侧向背侧推挤,同时在腕背侧向掌侧推压其他腕骨,逐渐屈曲腕关节,即可复位。屈腕45°位石膏固定1周,然后腕关节中立位固定2周,即可进行功能锻炼。

另有一改进复位手法,即术者一手拇指按压月骨的凹面,并使指端逐渐向月骨的远端倾斜用力,以使其倾倒,待助手将腕屈曲至约30°时,另一手拇指自腕横纹以上向指端方向用力推顶月骨的掌侧端,并继续屈腕,月骨即可复位。月骨掌侧脱位闭合复位后,仍有发生月骨坏死的可能性,因此,应定期复查X线片,一旦发现月骨坏死,即需重建月骨的血运或行近排腕骨切除术。

2.过伸屈腕握顶法治疗陈旧性月骨前脱位

臂丛神经阻滞麻醉后,腕部皮肤消毒。用16号针头从腕背侧向月骨臼窝穿刺,到达臼窝后更换另一枚已磨平针尖的16号针头,在月骨臼窝内进行钝性分离,造成陈旧性积血和增生物破碎。用50 mL注射器抽吸,反复用过氧化氢溶液和生理盐水冲洗,直至大部分积血和增生物吸出为止。拇指按住脱出的月骨,采用分筋手法,细心剥离月骨与周围组织的粘连。术者一手握住腕部,手掌大鱼际顶住脱出的月骨,另一手握住四手指,在持续牵引同时伸屈腕数次,最后使腕过度背屈,即可复位。复位后用石膏托固定腕关节于掌屈45°位,2周后改为中立位再制动2周。固定期间手指可做功能练习。此法用于月骨移位不明显、X线检查无骨质疏松、年龄不超过50岁、估计月骨尚有前韧带血管供血的情况,否则行月骨摘除术。

3.针拨整复法

麻醉后,在X线透视下,用20号注射针头或细钢针,自掌侧把针刺入月骨凹面的远端,在对抗牵引下将腕关节高度背伸,然后由掌侧向背侧顶拨,并逐渐将腕关节掌屈,即可复位。拍摄X线片,若月骨凹面与头状骨已构成关节,说明已复位。

4.手术治疗

采用腕掌侧"S"形切口,先游离保护好正中神经,再显露腕关节掌侧,对月骨周围软组织尽量不剥离,仅清除桡骨与头状骨间瘢痕及软组织,然后仔细将月骨复位。可用细克氏针内固定。术后固定腕关节微掌屈位,2周后改为功能位继续固定2周。

5.中药治疗

早期应给予行气活血、消肿止痛的中药内服,中后期以补益肝肾为主,拆除外固定后需用疏通筋络的中药外洗。

### 三、拇指腕掌关节脱位

拇指腕掌关节由第一掌骨基底与大多角骨构成。第一掌骨基底的关节面为鞍状,前后为凹面,在桡尺方向是个凸面。与其相对应的大多角骨关节面为前后凸的关节面,而桡尺方向为凹面,构成鞍状关节。第1腕掌关节囊肥厚,较松弛,但关节周围有多条韧带附着。脱位后如治疗不当易造成复发性脱位。

单纯脱位少见。多合并第1掌骨基底掌尺侧撕脱骨折,即Bennet骨折-脱位。

#### (一)病因病理与分类

拇指在强力作用下外展,使掌骨间韧带、前斜韧带和背桡韧带均断裂,导致第1腕掌关节脱位。如果外力继续作用,则第1腕掌关节的其他韧带也将发生断裂。由于前斜韧带在第1腕掌关节过度外展和背伸时紧张,在功能上可防止关节背侧脱位,故其断裂是第1腕掌关节脱位的重要因素。拇指腕掌关节脱位分为单纯性拇指腕掌关节脱位和Bennet骨折-脱位。

#### (二)临床表现与诊断

拇指有外伤史,主要表现为局部隆起畸形,第1腕掌关节活动受限,肿胀、压痛不明显。如合并第1掌骨骨折,可见第1掌骨基底部向桡侧突出,局部肿胀、疼痛明显,畸形不一定明显。查体可见拇指活动受限。X线检查可明确诊断。

### (三)治疗

拇指腕掌关节脱位治疗方法多样,目前尚不统一。其治疗关键为保持复位位置,维持拇指功能。保守治疗功能恢复好,但不易外固定;手术治疗则存在术后功能恢复的问题。脱位类型不同,具体治疗方法也不一样。

1.单纯拇指腕掌关节脱位的治疗

(1)手法复位夹板外固定:以右侧为例。复位前,术者左手握患者右手拇指,术者右手拇指抵于脱位的掌骨基底背侧,其余四指触及掌骨掌侧大鱼际处。复位时,术者左手牵引,右手拇指挤压脱位掌骨基底使其还纳,局部高凸复平,即提示复位成功。将"L"形夹板与掌骨头处及前臂桡侧粘固,并以绷带缠绕固定。固定6周后拆除夹板。

(2)手法复位经皮钢针内固定:单纯新鲜关节脱位,复位很容易,但维持位置很难。即便用不锈钢针做内固定,6周后去除钢针时,有时仍复发脱位。手法复位后应将关节置于充分旋前位,同时用钢针经皮做内固定,外用石膏管型制动6周。

(3)桡侧腕长伸肌腱部分移位修复第1腕掌关节脱位:采用桡侧腕长伸肌腱部分移位修复断裂的桡尺远侧关节韧带,以坚固关节,防止再脱位。手术方式是将桡侧腕长伸肌腱做外侧半纵切,远端保留,行腕掌关节远端固定。手术方法是以第1腕掌关节为中心,于腕背桡侧做"S"形切口,约长10 cm,依次切开皮肤、皮下组织和深筋膜,向两侧牵开拇长、短伸肌腱(注意保护切口外侧的桡神经浅支及桡动脉背侧支),显露出第1腕掌关节背侧及内外侧,纵向切开关节囊,探查第1腕掌关节。继续显露桡侧腕长伸肌腱,并纵形劈开肌腱,在距止点6.5~8 cm处切断肌腱桡侧半,向远端翻转备用。在第1腕掌关节止点附近,于第1掌骨基底横行钻一骨性隧道,将肌腱条自外向内穿过隧道。将第1腕掌关节复位,调整肌腱条的松紧度,用可吸收2-0无创伤缝线,重叠紧缩缝合桡背侧关节囊和肌腱条重叠交叉处,肌腱条的游离端穿过拇长展肌腱深面,缝合固定于大多角骨结节附近的关节囊上。并用1根细克氏针将第1腕掌关节固定于拇指外展对掌位,针尾留在皮外。术后石膏托固定4~6周。在去除外固定的同时拔除克氏针,进行功能锻炼。

本法具有以下优点:桡侧伸腕长肌腱位置表浅,解剖容易,取材、转位方便,操作简单,创口小,切取的部分肌腱有足够的长度和强度,可重建、加强背侧和桡侧韧带,坚固稳定脱位的关节。

(4)部分桡侧腕屈肌腱瓣修复陈旧性第1腕掌关节脱位:于前臂腕掌桡侧做

"S"形切口,自腕掌横纹向近端延伸,长约 10 cm,切开皮肤、皮下及前臂深筋膜,找出桡侧腕屈肌腱,将肌腱一半在腱腹交界处,纵形劈开直至第 2 掌骨基底近端止点处。距止点 8 cm 处切断肌腱尺侧半,向远端翻转形成腱瓣备用。于第 1 掌骨基底横行钻一骨性隧道,将腱瓣由外向内穿进此隧道,将第1腕掌关节复位,拉紧腱瓣,重叠缝合,其游离端缝合于大多角骨附近关节囊上,拇指垂直外展位用石膏固定,6 周后拆除行功能锻炼。

本法以桡侧腕屈肌腱的腱性部分内侧半转位,重建第 1 腕掌关节,方法简便可靠。其主要优点:有血供的腱瓣日后可形成韧带样组织,修复效果可靠;切取的腱瓣有足够的长度和强度,且不影响腕部力量。

(5)掌长肌腱移位重建韧带治疗拇腕掌关节脱位:以拇腕掌关节背侧为中心做"S"形切口,从背侧第 2 掌骨基底向桡侧绕过拇腕掌关节桡背侧直达腕掌横纹。充分显露拇腕掌关节和桡侧腕长伸肌腱远端附着点,于前臂掌侧中下1/3 段做横切口,显露掌长肌、腱肌腹交界处并切断之。向远端游离掌长肌腱,通过皮下隧道将其从拇腕掌关节桡背侧切口引出。从第 1 掌骨基底相当于桡侧韧带止点远端 0.5 cm 处向掌骨"鼻状突"尺侧,沿着关节面平行线钻孔做骨隧道,将断裂的桡侧韧带和背侧韧带游离,切除瘢痕组织,将拇腕掌关节复位后,修复关节囊。将掌长肌腱从第 1 掌骨桡侧向尺侧穿过骨隧道,将其向尺侧牵引调整张力后从桡侧腕伸肌腱深面通过,后绕过桡侧腕伸肌腱浅面折返向桡侧达第1 掌骨背侧与背侧韧带止点缝合,最后将掌长肌腱断端缝合到背侧韧带在大多角骨的起点处。缝合肌腱后试行拇内收、屈曲及对掌运动,并沿第 1 掌骨加压,证明韧带重建后牢固,关节无脱位,活动功能无障碍。依次缝合切口,石膏托固定腕关节于功能位 4 周后进行康复治疗。

2.第 1 腕掌关节骨折与脱位(Bennet 骨折-脱位)的治疗

(1)非手术治疗:对于新鲜的、闭合性的 Bennet 骨折,在早期可采用手法复位。即向远端纵向牵拉拇指,同时从掌骨基底部的侧方压迫,通常能较容易复位,复位后用前臂拇"人"字石膏固定 6~8 周。或用直径 1.5 mm 的铁丝弯成鸭形铁丝夹板固定,"鸭嘴"钩住第 1 掌骨基底背侧,维持复位状态优于拇"人"字石膏,简易方便,效果良好。待骨折愈合后可去除固定,开始功能练习。

另可用石膏加拇指皮肤牵引治疗 Bennet 骨折。先手法复位,后用长 25 cm、宽 2 cm 的胶布条,将中间制成蝶形,两端沿正中剪开,分别贴于拇指及第 1 掌骨侧缘,于第 1 掌骨基底部桡背侧及第 1 掌骨头掌侧各置一棉花垫,以胶布固定。将长 40 cm、直径 2 mm 的铁丝制成牵引弓形,末端弯成钩状。维持复位后的位置,将 10 层石膏绷带分成两片,远端至指间关节,近端至前臂中下段,在温水中浸泡后固定于前臂下端及腕掌的桡侧,铁丝弓置于两片中间,其末端的钩自外层中穿出,以防滑脱,维持第 1 掌骨于 30°外展背伸位塑形,待石膏硬固后用 3～4 根橡皮筋连于皮牵引胶布蝶形部与铁丝弓之间,行牵引固定。

(2)手术治疗:对于手法复位失败、关节内有骨折片、关节囊嵌入、开放性或陈旧性第 1 腕掌关节骨折,可在臂丛神经阻滞麻醉下,采取切开复位内固定术。

1)Wagner 法:在第 1 掌骨桡侧沿手掌与手背皮肤交界处做"L"形切口,近端弯至腕横纹,暴露第 1 腕掌关节及第 1 掌骨骨折处,然后在直视下对齐关节面,用克氏针固定。将第 1 掌骨基底部骨片与内侧小骨片固定在一起,如 1 枚克氏针固定不牢固,可加用第 2 枚克氏针固定第 1 掌骨与大多角骨,石膏固定拇指于外展位。术后 4 周拔除克氏针,石膏再固定 2 周。

2)Moberg-Gedda 法:在鱼际跟部弧形切开,将鱼际部诸肌的附着点向远侧剥离,暴露第1腕掌关节及第 1 掌骨骨折处,接着将 1 枚克氏针经手掌部皮肤刺入内侧骨折片,克氏针的尖端露出骨折部,并挂上不锈钢丝后,克氏针继续前行至外侧骨折断端,用克氏针和不锈钢丝进行撬拨操作,直至两骨折端复位。然后继续穿入克氏针至第 1 掌骨的背侧,将骨折处进行正确的固定,并把克氏针从手背侧引出。如果固定不牢固,再用第 2 枚克氏针经第 1 掌骨的桡背侧穿入骨折断端。上述各项完成后,从一端抽出钢丝。在手背侧切断克氏针,包埋于皮下。术后前臂石膏固定,4 周后拔除克氏针,6 周拆除石膏。

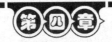

# 下 肢 脱 位

## 第一节　髋关节脱位

髋关节脱位占人体大关节脱位的第三位,多为强大暴力所致,故常见于活动能力强的男性青壮年。

### 一、病因病理与分类

髋关节脱位根据脱位后股骨头所处的位置,即髂坐线的前、后或线上,分为前脱位、后脱位和中心性脱位三种类型。

#### (一)髋关节后脱位

髋关节后脱位多因撞车、塌方等严重暴力导致。如发生撞车等车祸时,患者处于架腿而坐的姿势,此时膝前被前方的坐椅抵住;腰骶部被椅背挡住固定;或患者弯腰跪地工作时发生塌方等事故,下腰部或骨盆部被重物砸击。患者处于上述姿势时,髋关节为屈曲、内收、内旋位,此时股骨头部分已越出髋臼后缘,并绷紧关节囊的后壁,同时股骨颈的内缘与髋臼的前缘形成杠杆的支点。如此时膝前暴力沿股骨干纵轴上传冲击髋关节或下腰部遭受外力通过传导冲击髋关节。均会引起股骨头的杠杆支撑力冲破髋关节囊后壁的薄弱点(髂股韧带与坐股韧带之间的间隙,部分为闭孔外肌覆盖)而脱出。

髋关节后脱位的主要病理改变:关节囊破裂,股骨头脱至关节外的髂翼后(髂骨型)或坐骨后(坐骨型)。由于外展肌、伸髋肌松弛,内收肌群收缩而致髋关节呈轻度屈曲、内收内旋畸形。部分患者伴有髋臼后缘骨折;少数患者由于股骨头脱出时挫压或牵拉而致坐骨神经损伤。

#### (二)髋关节前脱位

髋关节前脱位临床较少见,多为从高处坠落,中途大腿内侧被横杆阻挡,或骑马跌落等骑跨伤而致脱位。当髋关节受急骤强力致外展外旋时，大粗隆与髋臼上缘相撞形成支点，由于杠杆支撬力作用迫使股骨头向前下方薄弱处（髂股韧带与耻股韧带之间的间隙）冲破关节囊而脱出。

髋关节前脱位的主要病理改变：关节囊前壁破裂，股骨头脱出至闭孔前方（闭孔型、低位型）；或脱至耻骨上支水平（耻骨型、高位型）。偶可合并股动脉、股神经、闭孔神经挫伤或拉伤或髋臼前壁骨折。

### (三)髋关节中心性脱位

髋关节中心性脱位多由传导暴力所致，如车撞、砸伤、侧方挤压暴力等。当暴力撞击大粗隆外侧或髋关节轻度外展外旋位，膝前方受暴力打击，暴力上传导致股骨头撞击髋臼底造成髋臼骨折，如暴力较大可致股骨头冲破髋臼底，连同骨折片部分或完全进入盆腔，形成髋关节中心性脱位。

髋关节中心性脱位的主要病理改变：股骨头向中线移位，髋臼底粉碎性骨折；严重者股骨头和骨折片一起进入盆腔，或股骨头被骨折片嵌夹。因此准确地讲，髋关节中心性脱位并非单纯性脱位，而是髋臼骨折并髋关节脱位。此外，部分患者可并发骨盆其他部位骨折或股骨颈骨折或股骨干骨折。

## 二、临床表现

### (一)症状

由于髋关节结构稳定，非强大暴力不导致脱位，故临床上患者外伤多较严重。伤后患髋疼痛严重，但须注意的是中心性脱位的疼痛可出现在患侧下腹部（髋臼骨折后形成的血肿刺激）。患肢髋关节功能丧失。

### (二)体征

后脱位者患侧臀部膨隆肿胀，大粗隆上移，髋臼前方空虚，可在髂坐线后上方扪及股骨头。外观髋、膝关节轻度屈曲，呈内收内旋畸形，粘膝征阳性；前脱位时，可在髂坐线的前方，即闭孔或耻骨上支处扪及股骨头，患肢髋关节轻度屈曲，呈外展外旋畸形，粘膝征阴性；中心性脱位轻者畸形不明显，重者下肢短缩，且伴有大粗隆内移消失。做肛门指诊可扪及脱位至盆腔内的股骨头。

### (三)辅助检查

X线检查一般可拍摄髋关节正侧位片。后脱位型见股骨近端呈内收内旋位，位于髋臼的外上方，股骨颈内侧缘与闭孔上缘所连的弧线中断。对疑有髋臼骨折者，可加做CT扫描。前脱位型可见股骨头在闭孔内或耻骨上支附近，股骨近端呈极度外展外旋位,小转子完全显露。中心性脱位则显示髋臼底骨折,股骨头随髋臼骨折片或盆腔骨折块突入盆腔内。中心性脱位应予以 CT 扫描,以了解髋关节损伤情况。骨盆的损伤常常合并骶髂关节的损伤。

### 三、诊断与鉴别诊断

患者均有明显的外伤史,伤后患侧髋部疼痛、畸形及弹性固定,患髋功能丧失。结合特有的体征及 X 线片即能明确诊断。

典型的髋关节脱位诊断并不困难,但合并股骨干骨折者,由于骨折的疼痛、肿胀及畸形超出和掩盖了髋关节脱位,临床易发生漏诊。此外,初学者可能将髋关节脱位与髋部骨折混淆,鉴别诊断可从致伤外力、患者年龄、畸形特点、X 线、CT 影像学特征等方面进行,一般并无困难。

### 四、治疗

新鲜髋关节脱位应立即施行手法复位,可配合麻醉。

**(一)手法复位**

手法复位应在充分麻醉、肌肉松弛的条件下进行。

1.髋关节后脱位

(1)屈髋拔伸法:此法简单、安全常用。患者仰卧于地面木板上,然后用宽布带固定骨盆,并令助手按压两侧髂嵴部,使对抗牵引的力量确实有效;术者面对患者,骑跨于髋关节、膝关节各屈曲 90°的患肢小腿上(屈曲髋关节有松弛髂腰肌及髂股韧带的作用);然后术者用一手的肘窝套住患肢腘窝部,另一手托住肘后部,沿股骨干纵轴拔伸(使股骨头接近髋臼及关节囊的破裂口,术者可同时下坐,以增加牵引力);在维持牵引下,慢慢内外旋转患肢,以解脱关节囊对股骨头的嵌顿,促使股骨头撑开关节囊的破裂口(必要时可令助手向前、下、内方推挤大粗隆);即可将股骨头纳入髋臼内,此时可闻及弹响声;最后慢慢将患肢外展伸直。一般髋臼骨折片多可同时复位。

(2)回旋法(问号法):基本动作是患侧膝部在对侧腹部划一问号(或反问号)。患者体位同前;术者立于患者伤侧,用一肘窝提托患肢腘窝;另一手握患肢踝上部,使患肢屈髋屈膝各 90°,然后沿股骨纵轴牵引并慢慢内收内旋髋关节;进一步使髋关节屈曲,使患肢膝部接近对侧髂前上棘和腹壁;在维持牵引下,使髋关节外展外旋;最后伸直下肢。

(3)拔伸足蹬法:患者体位同上,术者两手握患肢踝部,用一足外缘蹬于患侧坐骨结节及腹股沟内侧,手拉足蹬,身体后仰协同用力,在牵引的同时可将患肢来回内外旋转,闻及弹响声时提示已复位。

不可使用暴力,以免加重软组织损伤甚至导致股骨颈骨折。

2.髋关节前脱位

(1)屈髋拔伸法:使患者仰卧于地面木板上,然后用宽布带固定骨盆,并令近端助手按压两侧髂嵴部,使对抗牵引的力量确实有效;远端助手双手握患肢小腿上端,并使膝关节屈曲90°,于外展外旋位顺势牵引;在维持牵引力的同时,徐徐将髋关节屈至90°,然后术者双手环抱大腿根部向后外上方牵拉,同时令远端助手将患肢内收(或同时内旋);当闻及入臼声后,慢慢伸直大腿。

(2)回旋法:步骤与髋关节后脱位相反。即先将髋关节外展外旋,然后屈髋屈膝,再内收内旋,最后伸直髋关节、膝关节。

(3)侧牵复位法:患者体位同前;令助手用宽布带绕过大腿根部内侧,向外上方牵拉;术者两手分别扶持膝、踝部,连续屈伸患侧髋关节,髋关节出现松动感时,即可慢慢内收患肢,闻及弹响声时提示复位成功。

3.中心性脱位

(1)拔伸推拉法:患者仰卧,令近端助手把住腋窝部行反向牵引;远端助手握住患肢踝部,使足中立,髋关节外展30°,轻轻拔伸并旋转患肢。术者一手推顶髂骨;另一手抓住绕过患侧大腿根部的布带,向外牵拉股骨上端。最后比较双侧大粗隆,检查复位效果。轻症患者常可复位成功。

(2)牵引复位法:对采用拔伸推拉法未能复位,股骨头突入盆腔内较严重的患者,应用骨牵引使其逐步复位。首先在股骨髁上做骨牵引穿针,然后在股骨大转子部外侧交叉穿入1~2枚螺纹钢针,必须注意穿透内侧皮质,两者的牵引方向成90°,使其成一合力牵引。两部位牵引重量均为8~12 kg。牵引期间应定期行X线检查,及时调整牵引重量。一般应力争在2~3周使股骨头复位。股骨大转子部穿针亦可用一枚粗钢针由前向后贯穿或钻入一带环螺丝钉,做侧方牵引之用。

复位后患髋畸形消失,被动活动正常,双下肢并齐后等长。X线片显示关节已复位。测量内拉通线、Shoemaker's线正常。如手法复位失败,应仔细分析手法复位失败的原因。常见的原因主要有关节囊形成纽扣孔样交锁;断裂的关节盂唇等卷入关节内;在中心性脱位则可能是股骨颈被骨片嵌夹等。

**(二)手术治疗**

手法失败者或合并髋臼骨折、骨折块较大复位不良者,可早期手术切开复位内固定。骨折块可用螺钉或钢板固定。

**(三)固定**

髋关节脱位复位后合并髋臼骨折者,行骨牵引维持其位置,重量可减为 4～6 kg,时间 8～10 周。中心性脱位复位后继续行骨牵引维持其位置,重量可减为 4～6 kg,时间 8～10 周,直至骨折愈合。

# 第二节 膝关节脱位

膝关节由股骨下端、胫骨上端和髌骨组成,关节接触面积较大,关节周围和关节内有坚强的韧带和肌肉保护,故结构比较稳定,只有在受到强大外力时才会发生脱位。膝关节脱位临床上较少见,早期处理不当会造成截肢或终身残疾。

## 一、病因病理与分类

膝关节脱位多因强大暴力作用于股骨下端或胫骨上端所致。由于作用力不同,胫骨上端向前、向后或向内外侧方脱位及旋转脱位,其中以向前侧及向内侧脱位者较多见。根据关节腔是否与外界相通,又可分为闭合性与开放性脱位。完全脱位时,不但关节囊、内外侧副韧带发生破裂,关节内交叉韧带、腘肌腱亦可发生撕裂,有的可合并胫骨结节撕脱性骨折、半月板破裂和关节软骨的损伤,腘窝部的神经、血管也可能受挤压或撕裂。

## 二、临床表现与诊断

伤后膝关节明显畸形,疼痛剧烈、肿胀、功能丧失。因胫骨平台与股骨髁之间不易发生交锁,有时脱位后常可自行复位而没有畸形。检查时皮下可触及胫骨,股骨髁后凸。由于关节囊撕裂,血液流入软组织中,膝部肿胀可不明显。所有患者都必须检查腘动脉和腓总神经损伤的情况。触摸胫后和足背动脉,检查足部皮肤感觉和运动情况,尤其是足背伸和趾背伸情况。X 线检查有助于诊断脱位的类型。

## 三、治疗

### (一)闭合复位

本病确诊后应立即行闭合复位,因伤后受牵拉的血管、神经张力增高,膝关节不能置于过伸位,应制动于屈膝 15°位。

**1.手法复位**

患者取仰卧位,一助手用双手固定伤肢大腿下段,另一助手双手握伤肢踝部及小腿,保持膝关节半屈位做对抗纵向牵引。术者立于患侧,用双手按脱位的相反方向提拉、按压股骨下端与胫骨上端,如有复位感,畸形消失,即表明已复位。内外侧方脱位牵引后可挤按复位。复位过程中,应注意保护腘窝部的神经、血管,严禁暴力牵拉。复位后持续观察血运情况,若不能触及动脉搏动,可行多普勒检查,必要时行动脉造影检查。

**2.固定**

无血运障碍者可采用石膏托固定于屈膝15°位6～8周。有血运障碍征象者应采用跟骨小重量牵引,暴露患肢以便观察,直至血运稳定才可改用石膏托固定。伤后6～8小时血运情况仍无改善者,应及时进行血管探查,并做相应的处理。

**3.药物治疗**

早期宜活血祛瘀,消肿止痛,可用桃红四物汤加泽泻、车前子、延胡索、萆薢、牛膝;中期肿胀已消,瘀血未尽,宜调和营血,祛瘀生新,用和营止痛汤;后期宜补肾壮筋,用补肾壮筋汤治疗。

**4.功能锻炼**

固定后开始进行股四头肌舒缩锻炼和踝关节、足趾的屈伸活动。解除固定后,练习膝关节的屈曲及伸直活动;待股四头肌肌力恢复,在膝关节屈伸活动较稳定的情况下,才能负重行走。

**(二)切开复位**

膝关节旋转脱位时,由于股骨内髁从内侧关节囊与股四头肌内侧头肌腹纽扣孔样裂口中穿出,扣孔紧紧套住髁间窝和内收肌结节间,越牵引扣孔越紧,复位往往失败,需行内侧入路,扩大扣孔而复位。

# 第三节　上胫腓关节脱位

上胫腓关节脱位又称为骑马者膝,是因骑马者过门洞时,腓骨头撞击于门框上所引起的腓骨头后脱位。本病好发于青少年,常见于运动伤和交通伤。

上胫腓关节位于胫骨外髁外侧,由关节囊、胫腓前后韧带相连接。前韧带较后韧带厚,自腓骨头前上斜行至胫骨外髁前方,后韧带自腓骨头后方斜行向上止于胫骨外髁后方。关节活动主要为水平位方向,也有少许轴向活动。腓总神经围绕腓骨颈,由后方至前外侧,脱位时易于损伤。

## 一、病因病理与分类

单纯的上胫腓关节前外侧脱位多发生于膝关节屈曲位,小腿外旋足踝跖屈时由高处落下。由于腓骨长短肌、趾长伸肌的张力突然增加,将腓骨近端向前猛力牵拉,使腓骨头扭转撕裂胫腓后韧带,致腓骨头挤向前外侧,穿破胫腓前韧带而脱位。后脱位是由于直接暴力或扭转损伤撕裂关节囊、韧带,同时股二头肌强烈收缩牵拉腓骨头向后脱位。根据脱位情况分为四类:半脱位、前外侧脱位、后内侧脱位和向上脱位。

## 二、临床表现及诊断

外伤后膝关节外侧疼痛,可有轻度肿胀,活动无力。检查可见腓骨头明显突出、压痛,膝关节主动活动受限,被动活动正常。踝关节背伸和内翻时疼痛加重,应与健侧对比腓骨头的前后移动度有无增加。

双膝 X 线片对比,前脱位时上胫腓关节间隙增宽,腓骨头与胫骨上端重叠影增大。

## 三、治疗

### (一)非手术治疗

1.手法复位

屈膝 90°,用拇指挤压腓骨头向外向后,余指固定胫骨,同时旋转屈伸小腿进行复位,复位时可闻及"咔嗒"响声。

2.固定

复位后,以石膏托固定 2～3 周。

3.功能锻炼

早期行股四头肌舒缩和足趾屈伸锻炼,去除石膏后可逐渐进行膝关节屈伸及踝关节旋转活动。

4.中药治疗

早期宜活血散瘀,消肿止痛,桃红四物汤加牛膝、泽泻、车前子、连翘;中期宜养血续筋,用壮筋养血汤加减;后期宜舒筋活络,可用下肢洗药熏洗。

### (二)手术治疗

手法复位失败或反复脱位者可行切开复位韧带修补术。

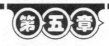

# 非化脓性关节炎

## 第一节 肱二头肌长头肌腱炎和腱鞘炎

肱二头肌长头起于肩胛骨盂上粗隆,肌腱经肩关节,在肱骨结节间沟与横韧带形成的纤维管道中通过,短头起于喙突。肱二头肌的主要作用为屈曲前臂及使前臂旋后。本病是一种劳损性病变,临床多见于中老年人。

**一、病因病理**

当上肢外展位屈伸肘关节时,肱二头肌长头肌腱在纤维管道中易被磨损,因而长期的摩擦或过度频繁活动可引起腱鞘充血、水肿、增厚,导致粘连和肌腱退变而产生症状,亦有受风着凉而致本病者。

**二、临床表现与诊断**

患者常有肩部牵拉或扭曲等轻微外伤史或过劳史,部分患者因受风着凉而发病。主要表现为肩前疼痛,并可向上臂和颈部放散,活动时疼痛加重。检查时见肱骨结节间沟处压痛,肩关节外展外旋受限,肱二头肌抗阻力试验阳性。

**三、治疗**

**(一)手法治疗**

急性发作时忌局部直线弹拨、刮筋等手法,慢性期可用弹拨理筋法,边弹拨边旋肩上抬,以使肌筋平顺舒整。

**(二)固定疗法**

急性期用三角巾悬吊患肢,肘关节屈曲 90°,直至症状消失。

**(三)针刺疗法**

主穴为肩髃透极泉、肩髎、肩前、曲池,配穴为臂、巨骨、天宗,用平补平泻法,留针 20 分钟。

#### (四)封闭疗法

在肩前长头肌腱的痛点处选用 0.5％普鲁卡因 5 mL 加泼尼松 25 mg 封闭治疗。

#### (五)药物疗法

可口服消炎止痛药物,外敷消肿镇痛膏类药。

必要时依病情可选择手术疗法。

# 第二节　肱骨外上髁炎

肱骨外上髁炎又称网球肘,是常见的肘部慢性劳损性疾病,属于中医"筋伤""筋痹"范畴。其临床主要特征是肱骨外上髁处,即在前臂伸肌总腱的起点部有疼痛和压痛。

肱骨外上髁是肱骨外髁外上缘的骨性突起,有桡侧腕长伸肌、腕短伸肌、指总伸肌、小指固有伸肌和尺侧腕伸肌的肌腱在环状韧带平面形成腱板样的总腱附着,此处有微细的血管神经穿出,总腱起始部与肱桡关节、桡骨颈和环状韧带等组织密切接触。当做伸腕、伸指动作,屈肘、前臂旋转及肘内翻时,均有牵拉应力作用于肱骨外上髁。

## 一、病因病理

本病的发生可因急性扭伤或拉伤而引起,但临床上多见于慢性劳损。中医认为是由于气血虚弱,血不荣筋,风寒湿邪承袭而瘀阻经筋、流注筋肉关节而引起,属于劳损病变。

急性损伤者常见于当前臂处于旋前位时,腕关节突然猛力背伸,致使前臂桡侧腕伸肌处于强力收缩状,导致肌肉起点附着处因受强力牵拉而部分撕裂,骨膜下出血、血肿,继之渗出、粘连,局部纤维组织钙化,从而导致骨质增生,形成筋束或筋结,对肌腱造成反复经常性刺激引发此病。

慢性劳损多见于长期从事某些特殊工作的中年人,如木工、瓦工、网球及乒乓球运动员。由于长期从事屈腕、旋转、伸腕、伸指的活动,肌肉长期劳累且经常处于紧张状态,使伸腕伸指肌腱起点受到反复牵拉刺激,引起肱骨外上髁处骨膜、滑膜和肌腱的无菌性慢性炎性变,渗出、粘连,产生疼痛。

因前臂伸肌总腱附着处有细小神经血管束从肌肉、肌腱深层发出,穿过肌筋膜或腱膜,然后穿过深筋膜达皮下,由于该处慢性肌腱筋膜炎,引起分布于外上髁神经束的绞窄,故出现疼痛。也有学者认为局部压痛的原因是伸肌总腱起点内部一处或多处的撕裂或重复扭伤的筋膜炎。又因前臂伸肌总腱起始部与肱桡关节、桡骨头和环状韧带等组织密切接触,极易并发肱桡关节内滑膜和关节外侧滑囊的炎症,使肱桡关节滑膜或滑囊水肿、充血,关节内或囊内渗液增多、张力升高而产生症状。故以往临床上将位于肱骨外上髁、环状韧带或肱桡关节间隙处的局限性压痛统称为肱骨外上髁炎,或称肘外侧疼痛综合征、肱桡滑囊炎等。事实上压痛仅局限于肱骨外上髁处,单纯的肱骨外上髁炎是属于伸肌总腱起点处的撕裂或重复的扭伤所引起的骨膜炎或筋膜炎。压痛仅局限于肱骨外上髁下方的环状韧带和肱桡关节间隙处的为肱桡滑囊炎,或为肱桡关节滑膜炎。

**二、临床表现与诊断**

肱骨外上髁炎多数为成年人,男女比例为 3∶1,右侧多见,主诉肘关节外侧疼痛、无力,疼痛逐渐加重。

本病可由用力不当突然诱发。但多数起病缓慢,并逐渐出现方向性疼痛。肱骨外上髁敏感压痛,压痛点位于肱骨外上髁、环状韧带或肱桡关节间隙处,常有锐痛,患者握力减弱,前臂有无力的感觉。肘关节不肿,屈伸范围不受限。前臂旋转功能受限,握拳旋转时疼痛。如提热水瓶、扭毛巾,甚至扫地等动作时均感到疼痛乏力。严重者,夜间疼痛。约有 1/3 的患者可出现疼痛向上臂、前臂及腕部放射,而影响肢体活动,但在静息时一般多无症状。检查肱骨外上髁部多不肿胀,或肿胀不明显,较重时局部可有微热,病程长者偶有肌萎缩,肘关节屈伸旋转功能虽正常,但做抗阻力的腕关节背伸和前臂旋后动作可引起患处疼痛,提示病变在伸腕肌的起点。严重者,局部呈现高突。将患者患侧肘关节稍屈曲,手握掌腕关节强度掌屈,做前臂旋前、伸直肘的活动可引起肱骨外上髁处疼痛,即密耳试验阳性。肱骨外上髁炎 X 线检查常显正常,有的可见肱骨外上髁处骨质密度升高或其附近可见浅淡钙化斑,病史长的患者偶可见骨膜反应。

**三、治疗**

本病主要是采用非手术治疗,手术方法很少应用。治疗上总的要求是应做到防治结合,以防为主,对于可引起疼痛或加重症状的动作要少做,急性发作期间患肢应适当的休息和制动。采取手法按摩理筋、中药外用内服、局部封闭及针刀松解等治疗措施,其综合治疗效果比较满意。

**(一)手法治疗**

**1.扭拨法与摇揉法**

患者取坐位或仰卧位,术者立于患侧,左手握患者上臂桡侧,拇指在上,余指在下,右手握腕部(图5-1)。操作时两手相互配合,先上下抖动、左右翻转,扭拨臂筋,左手边拨边向下移,至肘部时稍加力量,达腕部时重揉几下,可重复1~2次。精神较紧张者,继用摇揉法,左掌托患肘,拇指轻揉桡侧筋,右手握其腕摇肘,正反方向各数次,屈伸、旋前旋后亦各数下,均在无痛下进行。

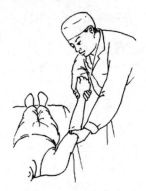

图 5-1　肘部扭拨法

**2.拨筋法**

患者取坐位或仰卧位,术者一手握腕,一手拇指放于伸肌总腱部,两手配合,做屈伸旋扭肘关节动作5~7次(图5-2)。然后用拇指在肱骨外上髁下方寻找痛点,并用力由外向肘窝部推挤,拨动肌筋,松解桡侧腕伸肌的附着点。

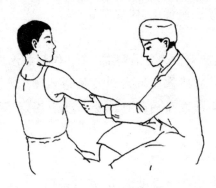

图 5-2　肘部拨筋法

**3.弹筋法**

患者取坐位或站立位,屈肘。术者一手握腕,另一手拇指、示指相对呈钳形,提弹肘桡侧深、浅诸筋,先弹深层再弹浅层,各2～3次,再用掌根轻揉几下。

**4.扳法**

适用于组织粘连、前臂旋前、伸肘功能受限的患者。术者站立于患肘外侧,一手握肘背侧固定,一手握腕,屈腕屈肘,前臂旋前位,做肘屈伸摇动数次,腕部手顺势向伸肘方向扳,常闻响声(图5-3)。

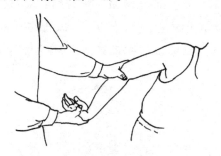

图 5-3　肘扳法

### (二)药物治疗

**1.内服药**

(1)风寒阻络证:肘部酸痛麻木,屈伸不利,遇寒加重,得温痛缓。舌苔薄白或白滑,脉弦紧或浮紧。治宜祛风散寒、通络宣痹,方用防风根汤、蠲痹汤加减。

(2)湿热内蕴证:肘外侧疼痛,有热感,局部压痛明显,活动后疼痛减轻,伴口渴不欲饮。舌苔黄腻,脉濡数。治宜清热除湿,方用加味二妙散等。

(3)气血亏虚证:起病时间较长,肘部酸痛反复发作,提物无力,肘外翻时疼痛,喜按喜揉,兼有少气懒言、面色苍白。舌淡苔白,脉沉细。治可补气补血、养血荣筋,方用当归鸡血藤汤加黄芪、桂枝等。

**2.外用药**

外伤者用活血散加酒调敷患处,或用散瘀和伤汤煎水熏洗患处;气血亏虚者以五加皮汤煎水熏洗;伴有风寒湿邪者以八仙逍遥汤煎水熏洗。局部亦可选用跌打万花油、正红花油等活血止痛药物涂搽。或选用奇正消痛贴、骨通贴膏、正伤康复膏外贴患处。

### (三)封闭疗法

若病程数月,局部有中度至重度压痛,建议采用局部封闭治疗。可用醋酸泼尼松或醋酸氢化可的松12.5 mg,加1%～2%利多卡因2 mL混合后,注入最痛的部位且深达筋膜,每周1次,可重复2～3次,注射后几天内仍可有疼痛,注射2～3次后症状可明显缓解。只要注射部位准确,疗效多属满意,但应注意有糖尿病、严重高血压及心脏病患者属于封闭治疗禁忌证。一般注射不超过3次,因反复注射可增加伸肌腱脆弱性,增加肌腱突然断裂的危险。临床上亦有选用中药丹参注射液或川芎注射液痛点封闭,每周1次,3次为1个疗程。

### (四)小针刀治疗

对症状严重的肱骨外上髁炎患者,可采用小针刀松解治疗。因肱骨外上髁炎是由于该处慢性肌腱筋膜炎,引起分布于外上髁细小神经血管束的绞窄而诱发的疼痛。用小针刀将局部细小的神经血管束剥离或切断,可以起到良好的止痛效果。目前小针刀的推广应用,已基本可以取代该病的手术疗法,因手术的治疗实质上也是不加区分地将此处神经血管束一起剥离或切断。小针刀松解应在严格的无菌操作下进行,局部麻醉,患者伸肘位,术者左手拇指在桡骨结节处将肱桡肌扳向外侧,小针刀沿肱桡肌内侧缘平行肌纤维方向刺入,直达肱桡关节滑囊和骨面,然后纵行朝肱骨外上髁方向疏通剥离数刀,拔除针刀后,无菌敷料覆盖针孔,常可获得一定的疗效。

### (五)针灸疗法

有舒筋活络止痛的作用,作为肱骨外上髁炎综合疗法的一种治疗手段,有较好的效果。取尺泽、阳溪、曲池等穴,或以痛为腧,周围取穴,强刺激,每天或隔天1次,或用梅花针叩打患处,再加拔火罐,3～4天1次。

### (六)练功疗法

1.云手

下肢横跨同肩宽,上肢放松,以健侧带动患侧,两臂交替做云手动作,如此反复练习,逐步加大肩、肘关节活动范围,先做小云手,待疼痛减轻后,再做大云手。每次练功数次。

2.砍肘

两足平立,肩肘放松,两手握拳,示指伸直,屈肘交臂于前胸,然后两臂用力向两侧弹出如砍物状,复又迅速收回交臂于胸前,掌心向上,斜向外上方,迅速弹出展开,收回胸前,手心翻转朝下,迅速向两侧下方用力划出,收回胸前。换右弓箭步,上下交替,左右同姿,每侧做数次。

### (七)手术治疗

肱骨外上髁炎多能非手术治疗而治愈,一般无需手术治疗。对症状特别严重、病程长、反复发作、症状顽固者,可考虑手术治疗。手术方法主要为一种伸肌总腱起点部微小血管神经剥离切断术。如果伴有肱桡滑囊炎或肱桡关节滑膜炎者,可行滑囊切除、环状韧带部分切除术,以及近侧半肱桡关节滑膜切除术。术后用石膏托屈肘固定2周,然后逐渐行肘关节功能锻炼。

# 第三节　肱骨内上髁炎

肱骨内上髁炎又称高尔夫球肘,与肱骨外上髁炎相对应,位于尺侧。肱骨内上髁是肱骨干骺端与滑车之间偏内侧的骨性隆起,为桡侧腕屈肌、掌长肌、指浅屈肌、尺侧腕屈肌和旋前圆肌的起始部,除尺侧腕屈肌为尺神经支配外,其余各肌均为正中神经所支配。该髁背面与肱骨滑车之间有尺神经沟,沟内有尺神经通过。

## 一、病因病理

肱骨内上髁是前臂屈肌总腱附着点,由于长期劳累,腕屈肌起点反复受到牵拉刺激,引起肱骨内上髁肌腱附着处慢性损伤而产生的无菌性炎症。或是在跌仆受伤时,腕关节处于背伸,前臂处于外展旋前姿势时引起肱骨内上髁肌肉起点的撕裂,伤后的血肿,炎性肌化、粘连或钙化。或因外伤引起的肱骨内上髁处走行的神经血管束或尺神经发出的皮支受压所致。

## 二、临床表现与诊断

因长期劳累引起者,起病缓慢,初起时在劳累后偶感肘内侧疼痛,日久则加重,疼痛可向上臂及前臂尺侧腕屈肌放射。尤其在前臂旋前和主动屈腕时疼痛明显。肢体功能受限表现为屈腕无力。

因直接碰撞伤引起者,以疼痛为主,肱骨内上髁可有红肿,前臂旋前受限,屈腕受限。

对外伤引起合并肘部创伤性尺神经炎者,出现前臂及手的尺侧疼痛、麻木,环指及小指的精细动作不灵活,严重者可出现尺神经支配的肌力减弱。

检查时,做抗阻力的腕关节掌屈和前臂旋前动作可引起患处疼痛,旋臂伸腕试验阳性。

X线检查多属阴性,只是在晚期可见骨膜增生。

### 三、鉴别诊断

#### (一)肘关节创伤性骨关节炎

肘关节创伤性骨关节炎为退行性疾病,多见于中年以上的患者,是由于肘部长期紧张用力所致局部疼痛不适,不限于一侧,晨起或屈肘支撑时症状明显,肿痛无力,屈伸时可闻及"咿扎"声。X线片见关节间隙狭窄、脱钙,骨边缘硬化,有游离体。

#### (二)肘关节尺侧副韧带损伤

展旋应力常伤及尺侧副韧带的前束及后束,合并滑膜损伤、关节肿胀,内侧间隙压痛,伸肘屈肘外翻痛阳性。X线片可见关节间隙增大。

#### (三)肘管综合征

肘管综合征常见于肘外翻或肱骨内髁部骨折的患者,以逐渐出现患侧尺神经支配区感觉减退为主症。是一种因肘外翻、肘内髁部畸形,导致尺神经在尺神经沟部长期受压、摩擦引起炎症而诱发的尺神经麻痹。出现手尺侧及尺侧一个半手指感觉异常、感觉减退,甚至感觉消失,患者常诉环指、小指麻木不适,手指精细动作障碍。

### 四、治疗

以非手术治疗为主,手法按摩理筋,中药外用内服,局部封闭,小针刀疗法,针灸,或口服非甾体消炎止痛药物以及理疗等,可取得良好的效果。但注意避免使前臂屈肌总腱受到过度的牵拉,如尽量避免前臂旋前和屈曲动作,对本病的治疗和预防复发有重要意义。病情较重的患者应将前臂用夹板固定置腕部于0°～10°伸腕位,以使桡侧腕屈伸得到充分的休息;对伴有尺神经炎者,则需采取伸肘位夹板制动,但这类疾病对患肢采取制动措施常不能为患者所接受。

#### (一)手法治疗

1.屈伸旋转法

先在肘部痛点及其周围做揉摩手法,共3～5分钟,然后术者一手托住患肘的内侧,一手握住患肢的腕部,先伸屈肘关节数次,再将肘关节快速屈曲数次,并同时做旋转活动。如直肘旋后位,快速屈曲同时旋前;直肘旋前位,快速屈曲同时旋后,各做3～5次。

2.弹拨法

适用于臂部、手部。患者取坐位,术者立或坐于患者前方,左手臂托起患肘至患肩外展 90°,手放于肩后备用。右手靠近腋窝部弹筋,先分清赤白肉际,准备弹筋,其次探明麻筋,用拇指、示指将条索状物钳入两指之间,将钳入的麻筋如操持弓弦,迅速提放,一般弹 3 次左右,患者可感到有电传感。

### (二)药物治疗

**1.内服药**

(1)血瘀气滞证:有明显外伤史。肘内侧部刺痛,痛点固定,拒按,活动痛甚。舌质暗红或有瘀斑,苔薄黄,脉弦涩。治宜活血祛瘀、通络止痛,方用舒筋活血汤、活血舒筋汤之类。

(2)筋脉失养证:有经常性握拳、抓物、提物等动作史。肘内侧部隐隐疼痛,时轻时重。劳累加重,休息减轻,患肢乏力。舌质淡,苔白薄,脉弦细。治宜养血壮筋,方用壮筋养血汤加鸡血藤。

**2.外用药**

瘀血阻滞、局部刺痛者,可外敷消瘀止痛药膏,或活血散、消炎散用酒调敷。一般可选用奇正消痛贴、天和骨痛膏贴敷。血不荣筋者可用五加皮汤煎水熏洗。

### (三)局部封闭

患者取仰卧位,肩外展,屈肘 90°,轻轻地做前臂旋后动作,在肱骨内上髁尖部的前侧触及明显的压痛点,即在旋前圆肌及桡侧腕屈肌的止点处,用醋酸泼尼松或醋酸氢化可的松 12.5 mg,加 1%～2% 利多卡因 2 mL,做局部痛点封闭,注射时最好避开肱骨内上髁前下方的前斜韧带。

### (四)针刀治疗

对症状严重反复发作或触及硬结者,可选用针刀治疗。无菌操作下,触及内上髁最明显痛点,经痛点阻滞后,在进阻滞针处进针刀,刀口线与屈肌纤维走向平行,垂直皮面进针刀直达骨面纵行剥离 2～3 刀,横行推移松解 2～3 次,若有硬结,行切开剥离。操作时必须避免损伤尺神经,特别应注意检查是否存在有尺神经先天性前置异常,若有则应推开尺神经。只要针刀于内髁处旋前圆肌与桡侧腕屈肌的起点处刺入,一般不会损伤重要组织,此处也是本病的关键病变所在,在此处剥离二三刀常可起到良好效果。

### (五)手术治疗

肱骨内上髁炎施行手术治疗很少应用,一般情况下多不易被患者接受。症状严重、反复发作者可选择手术治疗。取与内髁弧相平行的纵形切口,进入皮下注意勿伤及前臂皮神经。手术的方法是剥离肱骨内上髁附着的屈肌总腱,局部有血管增生纤维化的病灶可适当切除,但术中应注意不得伤及深层的尺侧副韧带的前斜束,以免引起肘关节医源性不稳定。

## 第四节　骨性肘关节炎

骨性肘关节炎的名称繁多,如增生性肘关节炎、退行性肘关节炎、肥大性肘关节炎、畸形性肘关节炎和软骨软化性肘关节炎等,本病属中医"骨痹"范畴。主要是关节软骨退行性变和继发性骨质增生。既可以是全身性骨关节改变中的一部分,也可以仅累及肘关节,是继髋关节、膝关节之后较易罹患的部位。

### 一、病因病理

病因大致可以分为原发性因素和继发性因素。①原发性骨性关节炎无明显诱发因素,多与年龄老化有关,随年龄增大关节内的软骨素减少,而表现为关节软骨退行性变,使软骨的胶原纤维逐渐显露,容易在日常活动中受损。②继发性因素可发生在任何年龄,常见于以下疾病:关节的先天性疾病、关节内创伤、骨关节软骨面损害、创伤后致关节面对合异常或对合不稳定,其他如代谢性疾病、内分泌疾病等。无论原发性还是继发性因素,均可进一步导致肘关节正常生物力学的改变和软骨损伤后的自身免疫反应,从而加速骨性关节炎的病情进展。近年来的研究发现,骨性关节炎的患者反复关节肿胀,滑膜内常见单核细胞、免疫球蛋白和补体增多,滑膜可见充血和单核细胞浸润,而软骨下骨髓腔也常见浆细胞及淋巴细胞,从而提示骨性关节炎可能与免疫反应有关。变性的软骨细胞、蛋白多糖及胶原纤维暴露其抗原特性,有可能成为自身抗原而诱发免疫反应,进而造成软骨继发性损害。总之,骨性肘关节炎的病因较为复杂,是多因素共同作用的结果,而这些因素之间可能还互为因果,形成恶性循环。

其病理表现最初是关节软骨的改变,以后累及到软骨下骨质、滑膜和关节囊。

### (一)关节软骨

起初软骨软化,软骨的胶原纤维裸露,弹性消失,其深层软骨出现破裂,关节软骨丧失原来的色泽而出现暗黄色。软骨周缘由于磨损,可出现增生。由于变性的软骨脆性增加,轻微外力即可出现软骨剥落。

### (二)软骨下骨质

由于表层的关节软骨磨损,最终使软骨下骨质显露,在压缩应力较大的部位出现象牙样硬化,淡黄色,无光泽;而在压缩应力较小的关节周缘则出现增生、萎缩、骨质疏松和囊性变。

### (三)滑膜和关节囊

属于继发性改变。由于脱落的软骨反过来又刺激滑膜和关节囊,于是关节液增加,关节囊肥厚并渐趋纤维化。关节囊内有小的黏液样变性组织突出,然后骨化,形成 Heberden 结节。关节周围肌肉处于痉挛状态,并有肌肉萎缩趋向。

## 二、临床表现与诊断

肘关节由隐痛逐渐变成明显钝痛和关节活动受限是本病的特征。①初期:多为持续性隐痛,活动后加重,休息后好转,与天气变化有关,可有晨僵现象,但时间多不超过半个小时。②进展期:肘关节逐渐出现摩擦感及关节交锁、充血、水肿和关节积液。③晚期:关节积液吸收,关节囊肥厚、纤维化,周围肌肉萎缩,骨质增生,肘关节活动明显受限,并可形成强直和严重畸形。

X 线片:初期不甚明显,中晚期可见关节间隙变窄,软骨下骨硬化,关节缘增生、不平,关节囊内游离体形成。

红细胞沉降率、血常规无异常。关节液清晰,关节液白细胞计数$< 10^9 / L$。结合临床表现和X线片,本病不难诊断。

本病应与类风湿疾病相鉴别。

## 三、治疗

骨性肘关节炎的发病是一个慢性渐进的病理过程,其发作的急性期与缓解期是相互交替的。治疗的目的是减轻患肢疼痛和维护肘关节的活动功能。治疗上主要采用的是药物治疗、手法治疗、功能锻炼等相结合的综合性治疗措施以及贯彻动静结合的原则。

### (一)制动和练功

即在本病的治疗过程中应注意贯彻"动静结合"的原则,在急性发作期应适当的制动,平时应注意防止肘部过劳;缓解期应进行有目的、有计划、有针对性的医疗练功,以维护肘关节正常的活动功能。肘部练功以主动锻炼为主,切忌施行粗暴的被动活动。

（二）药物治疗

1.中药治疗

中药治疗应抓住本病属于"本虚标痹"的病理特点进行辨证用药。一般在急性发作期以治痹为主，应用祛风散寒除湿、祛瘀通络止痛之法；缓解期多遵循补益肝肾、强壮筋骨、舒筋活络的治疗原则。中药外治是治疗骨性关节炎常用的方法，有中药外敷、外擦、烫洗、熏蒸，或采用物理治疗中的中药离子导入等。中药治疗有助于消肿止痛，减轻临床症状，促进肘关节功能的恢复。临床上可按照辨证论治的方法进行辨证用药。

（1）风寒湿痹证：肘部肿胀，关节内有积液，疼痛缠绵，酸痛重着，活动不利，阴雨寒湿天气加重。舌质淡红，苔薄白腻，脉濡缓。治宜祛风除湿、温经通络法，方用防风根汤、当归四逆汤、蠲痹汤加减。可外贴代温灸膏、骨增生镇痛膏、狗皮膏或外擦跌打万花油等。

（2）阳虚寒凝证：肘关节疼痛、重着、屈伸不利，天气变化加重，昼轻夜重，遇寒痛增，得热稍减。舌淡，苔白，脉沉细缓。治宜温阳通痹，方用黄芪桂枝五物汤，可酌加续断、木瓜、当归、川芎、鸡血藤以养血通络。中成药可选用骨刺消痛液、痛痹胶囊内服，代温灸膏、骨增生镇痛膏外贴，或用八仙逍遥汤煎水熏洗患处。

（3）瘀血阻络证：肘关节刺痛，痛有定处，关节畸形，活动不利，局部肿胀、压痛，得热痛增。舌质红或暗红，苔薄黄，脉弦数或弦涩。治宜活血通络法，方用舒筋活血汤、活血舒筋汤加减。中成药可选用瘀血痹冲剂、通痹片等。局部可外敷消瘀止痛膏、消炎散等；或选用疏痛安涂膜剂外涂，外擦万花油、红花油；亦可选用上肢损伤洗方煎水熏洗患处。

（4）肾虚髓亏证：关节隐隐作痛，患肢酸软乏力，活动不利，伴有头晕、耳鸣、耳聋、目眩。舌淡红，苔薄白，脉细。治宜补益精髓，方用人参鹿茸丸、右归丸等。中成药可选用抗骨质增生丸、壮骨伸筋胶囊等。局部可选用五加皮汤煎水熏洗，骨友灵搽剂外擦。

2.西药治疗

所用的药物治疗主要为非甾体消炎镇痛类药物，常用的有阿司匹林、布洛芬、芬必得、吲哚美辛、吡罗昔康（炎痛喜康）、泰诺等。皮质类固醇制剂的全身应用多无必要。有关节腔积液者，可穿刺抽吸关节积液，同时可选用醋酸泼尼松龙0.5～1 mL，加入1%普鲁卡因或2%利多卡因2～4 mL注入肘关节腔，每周1次，共2～3次，但不宜频繁注射，以免导致关节腔感染，引起滑膜炎和增加关节软骨的损害。亦可选用透明质酸钠关节腔内注射，每周1次，每次2 mL，共

2～3次。

### (三)手法治疗

手法治疗具有增加关节功能,解除肌肉痉挛,减轻疼痛,松解关节周围软组织粘连的作用,具有良好的治疗效果。

**1.点按法**

患者取坐位或卧位,术者一手拿患肢腕部,另一手以拇指指腹点按曲池、尺泽、手三里、内关、合谷诸穴各1～2分钟。然后以拇指指腹触摸并按揉肘部痛点。

**2.推揉法**

术者一手提握患肢前臂,使肘关节伸直,另一手以虎口贴在腕部用力向上臂推动,反复数次。或用大鱼际、小鱼际或掌根沿肘关节边推边揉,反复数次。

**3.屈伸法**

使患肘做被动屈伸约10次,动作要缓慢稳健。

**4.运摇法**

术者一手握患肢上臂下端,另一手握前臂远端,使肘关节屈曲约90°,双手牵引患肢,在牵引下,将肘关节做顺时针和逆时针的环转运动各5～7次。使屈曲的肘关节做内旋及外旋动作,再用力拔伸,重复3～5遍。

此外,针灸、理疗等其他非药物治疗具有活血止痛、舒筋活络、疏通经络的作用,对缓解肌肉痉挛、促进关节功能的恢复有良好的作用。

### (四)手术治疗

骨性肘关节炎很少需要手术治疗,除非肘关节有游离体者,方可采用手术摘除;或者骨性肘关节炎是因肘内翻、肘外翻畸形所致,且病情日益加重者,可施行肱骨髁上截骨术。有肘关节强直者,可施行人工肘关节置换术或关节成形术或关节固定术,以改善肘关节功能,提高生活质量。

# 代谢性骨病

## 第一节 佝 偻 病

佝偻病是发生于婴儿或儿童时期的骨质软化症。Whistler 和 Glisson 曾对其特征进行了准确的描述,但对它的病因,直到经 Mellanby 和 McColum 的研究,才认识到此病与维生素 D 有关。

骨质软化症的主要原因是维生素 D 或其活性代谢物缺乏所致钙、磷代谢紊乱,所引起的骨基质形成后矿化过程发生障碍的一种骨代谢性疾病。因发病年龄不同,骨骼受累的部位不同,在临床上表现为两种不同的疾病:即儿童时期的佝偻病与成年人的骨质软化症。

佝偻病常见于 6 个月至 3 岁的儿童。6 个月以内的正常胎儿,已从母体获得足够的维生素 D 和钙、磷等矿物质,足以维持其生长需要,很少发生佝偻病。但母体患有骨质软化症时,则胎儿仍可能发生佝偻病。儿童生长最快的时期(7～8 岁男女儿童;女少年 13～14 岁,男少年 15～16 岁),如所需维生素 D 或钙、磷等矿物质不能满足供应时,也易患本病。晚发性佝偻病少见,仅见于长期患腹泻或营养不良的儿童。

### 一、病因病理

#### (一)病因

食物中钙、磷及维生素 D 缺乏或肠道疾病致其吸收不良是常见的病因。紫外线照射不足,亦影响皮肤中的胆固醇转变为维生素 D。

体内维生素 D 的存在形式有两种,即麦角骨化醇($D_2$)和胆骨化醇($D_3$)。维生素 $D_2$ 为皮肤中的麦角醇经紫外线照射后转化而成,自然的维生素 $D_2$ 存在于奶粉及人造黄油中。维生素 $D_3$ 为皮肤中的 7-去氢胆固醇经紫外线照后转化所得，自然的维生素 $D_3$ 存在于鱼类及乳类制品中。

体内维生素 D 的不足可由多种原因造成。概括起来包括来源不足、日光照射不足、吸收不良、利用困难或消耗过量。具体来说可分为以下几种。

1.来源不足

正常人对维生素 D 的需要量为每天 2.5～5.0 μg，相当于 100～200 IU。维生素 D 为脂溶性物质，食物中常与维生素 A 同时存在。以鱼肝油中含量最高，蛋黄、奶类、黄油及动物脂肪中亦含有。当食物中脂肪类成分过少则造成维生素 D 摄入减少。日常生活中接受日照时间过少的人，会减少皮肤中胆固醇转变成维生素 D 的量，就更需要靠食物中补充维生素 D。钙、磷和镁都是重要的骨矿物质。其中钙和磷尤为重要，若钙和（或）磷不足则骨前质钙化不足，发生佝偻病。维生素 D 不足则肠道对于钙和磷吸收欠佳，从而发生钙与磷不足。就发生营养不良性本病来说，缺维生素 D 是最主要的原因，其次是缺钙，再其次是缺磷。因此佝偻病具有一定的生活方式相关的差异。

2.日光照射不足

日光的紫外线照射皮肤可形成维生素 $D_3$。由于玻璃也能吸收大部分日光中的紫外线，故室内工作者血中的维生素 $D_3$ 和 25-(OH)$D_3$ 的水平低于室外工作者。不能经常在室外活动的儿童，其佝偻病的患病率要比经常在室外活动的儿童高 7～8 倍。热带和亚热带阳光充足，佝偻病的发生较温带和寒带少。地理位置与日照量关系密切。东北地区幼儿佝偻病的发病率明显高于华北和西北地区。长江流域佝偻病发病率高于华南。哈尔滨寒冷且日照较少，2～4 月份由于寒冷，儿童到室外活动少，佝偻病活动期在幼童高达 43.5％，随着天气暖和情况好转，9～10 月最轻，11 月以后又渐加重。老年人户外活动较少且日照机会少，日照时皮肤合成维生素 $D_3$ 的能力也较低，故老人易有维生素 $D_3$ 缺乏。可见，佝偻病亦具有一定的地域性相关的差异。

日光紫外线照射能使皮下生成维生素 D，但从来未发生由于日照过多而发生维生素 D 中毒。这是因为 7-脱氢胆固醇在紫外线的作用下先形成维生素 $D_3$ 原，然后在体温作用下维生素 $D_3$ 原逐渐转变为维生素 $D_3$。血浆的维生素 D 结合蛋白与维生素 $D_3$ 原结合的能力只相当于与维生素 $D_3$ 结合能力的 0.1‰，在 24 小时内约只有 50％的维生素 $D_3$ 原转变为维生素 $D_3$，因此不会有大量的维生素 $D_3$ 被转运至肝脏形成 25-(OH)$D_3$。而且 25-(OH)$D_3$ 在肾脏进一步转变为 $1\alpha,25$-(OH)$_2D_3$，又受到甲状旁腺激素分泌量的调节。以上机制使日晒不可能发生维生素 D 中毒。

3.吸收不良

胃肠部分切除术后,胆盐缺乏,慢性复发性胰腺炎,小肠黏膜病等均可致消化吸收不良;尤其是脂肪吸收不良时钙磷将与脂肪结合成难溶性的皂化物排出体外,维生素 D 亦溶于脂肪中同时排出。

4.利用困难

肝功能障碍而羟基化作用降低,使 25-(OH)D$_3$ 形成障碍,慢性肾衰竭胱氨酸病,1$\alpha$,25-(OH)$_2$D$_3$ 形成受损,维生素 D 依赖性佝偻病患者,其维生素 D 的摄入阈值增高,需要量大。

5.消耗过量

妊娠及哺乳期钙磷及维生素 D 需要量增加而营养补充不足。一个胎儿约需消耗母体 30 g 钙,哺乳期每天有 0.3～0.5 g 钙从乳汁分泌供养婴儿。抗癫痫和镇静药物可使 25-(OH)D$_3$ 迅速分解为无活性的代谢产物;肾病综合征引起 25-(OH)D$_3$ 排泄量增加。

体内骨矿化机制是一个很复杂的生理生化过程,与骨细胞的功能活动有密切的关系。骨矿化过程是钙磷等无机矿物质以一定的形式结合后,按一定方式沉积在骨有机质表面而完成。正常矿化的进行必须具备一定的条件:①骨细胞活性正常;②骨基质合成速率及结构正常;③细胞外液中充足的钙、无机磷等离子环境;④矿化局部适宜的酸碱度(pH 7.6);⑤钙化抑制剂的浓度范围。上述任一因素发生变化,均可影响骨的正常矿化。近年来的研究证明,成骨细胞的活性在骨矿化过程中起着重要作用。当维生素 D 缺乏时,骨基质合成减少,骨矿化率降低,矿化迟延时间延长,说明成骨细胞功能衰弱。佝偻病、骨质软化症的各致病因素中,钙、磷及维生素 D 或其活性代谢物缺乏是成骨细胞功能损害的主要原因。

1$\alpha$,25-(OH)$_2$D$_3$ 缺乏使钙吸收减少,粪钙大量排出,血清钙降低。肠磷吸收也明显减少,血磷也有不同程度的下降。血钙、磷下降,使骨形成的微环境里,钙、磷的浓度降低,新形成的骨样组织矿化障碍,新骨形成减少。血钙减少,粪钙丢失,使尿钙明显减少,有时可测不出。这是佝偻病、软骨病与其他代谢性骨病不同的特点之一。长期的低血钙,刺激甲状旁腺增生,分泌较多的甲状旁腺激素,甲状旁腺激素一方面作用于肾脏,促进 1$\alpha$ 羟化酶活动,合成较多的 1$\alpha$,25-(OH)$_2$D$_3$,另一方面作用于骨细胞和破骨细胞,加速骨吸收,使骨组织释放出更多的钙,以弥补血钙的不足。甲状旁腺激素作用于肾小管,使钙重吸收增加,尿钙进一步减少,使血磷进一步下降。伴甲状旁腺代偿性增生(继发性甲状旁腺功能亢进)的佝偻病、软骨病血钙正常或稍低于正常,血磷明显低于正常,无手足搐搦的临床表现,但有明显的骨骼畸形和骨组织破坏。相反,甲状旁腺增生不良的佝偻病、软骨病患者,骨组织破坏有限,骨钙外移不明显,血钙可显著低于正常,有时可低至 $4\sim5$ mg/dL($1.0\sim1.25$ mmol/L),血钙离子减少更为显著,而血磷下降不明显。这种类型佝偻病、软骨病可有明显的手足搐搦。极其严重的患者,尽管有甲状旁腺代偿性增生,骨钙大量外移,也不能弥补血钙下降,这种类型的患者不仅有严重的骨破坏,而且有明显的手足搐搦。

### (二)病理

佝偻病和骨质软化症的病理改变主要发生在骨、软骨和甲状旁腺。骨组织形态计量学检查证明,由于矿化障碍,患者骨中的骨样组织相对体积、表面积及骨样组织小面的平均厚度,均比正常人显著增加。超微结构研究显示,胶原纤维排列异常,说明骨样组织成熟过程也发生障碍。

#### 1.活动期

佝偻病的主要病变为骨骺板的矿化不良。表现为骨骺板的成熟带软骨细胞增殖,排列紊乱,失去正常结构。软骨不能正常矿化,骨样组织形成后大量堆积。软骨细胞柱高度增加,排列密集而不规则,使生长板增厚,横径增大,干骺端向外扩张呈杯口状改变,关节增粗。甲状旁腺表现为代偿性增生。病情严重时,哈佛氏管内也有骨样组织沉积;骨髓腔中血管和纤维组织增多。

#### 2.恢复期

毛细血管自干骺部长入成熟带中排列不规则的、增殖的软骨细胞之间,使软骨周围的骨样组织重新矿化,转化为骨组织。骨骺板厚度逐渐恢复正常。干骺部的骨样组织转变为正常骨小梁。生物力学的作用使骨组织逐渐恢复正常结构和强度,骨骼的轻度弯曲畸形也可获得自行矫正。

## 二、临床表现与诊断

主要为骨骼畸形、骨痛、骨骺增大和生长缓慢;血钙低者常有手足搐搦。手搐搦表现为腕向尺侧弯曲,掌指关节屈曲,手指伸直,拇指紧贴掌心。足搐搦表现为踝屈曲,足趾伸直而向足心略弯。血磷低者可表现肌肉无力。生长速度快的骨骼,钙化不良显著。婴幼儿佝偻病的表现为多汗、夜惊、易激动、皮肤苍白、枕部头发脱落(枕秃)、不喜玩耍;易患腹泻或呼吸道感染;肌张力低下、松弛无力、腹大、气胀和便秘。发育缓慢,囟门迟闭,出牙晚,走路晚,病情严重时不能站立,无力行走。软骨内成骨较膜内成骨生长速度快,是主要受影响者;骨干只在佝偻病十分严重时才受累。骨骼近端与远端生长速度不同,生长快的一端变化显著,故临床所见股骨下端与胫骨上端病变最重。不同年龄、不同发育阶段,骨生长速度不一。发病部位与发病年龄有关。例如,新生儿时期颅骨生长最快,先天性佝偻病主要表现为颅骨软化;1 岁以内,上肢和肋骨生长较快,可出现肋骨串珠,尺骨下干骺端肿大。轻度慢性佝偻病主要是骨骺板生长。严重的佝偻病,膜内成骨不足,常有骨干弯曲。4 岁以前,如能及时治愈佝偻病,畸形大都可自行矫正;若持续到 4 岁以后,畸形将为持久性。某些类型的佝偻病可有继发性甲状旁腺功能亢进的 X 线改变,如掌骨的骨膜下骨吸收。

早期患儿头部增大,囟门迟闭(多超过 1 岁)。前额向外膨出,胸骨隆起,呈"鸡胸"。胸廓沿膈肌附着处向内陷没,形成横沟,即哈里逊沟。肋骨软骨处增大,在前胸两侧形成"串珠"畸形。四肢远端因骨样组织增生,使腕及踝部膨大似"手镯""脚镯"畸形,下肢待患儿开始行走后,由于较软的长骨受体重压缩应力,可发生膝内翻或膝外翻畸形。

**(一)X 线表现**

**1.活动期**

佝偻病的骨 X 线改变主要在干骺端。骨骺生长板增厚,膨大呈喇叭口状;干骺端边缘模糊,或呈毛刷状,干骺端骨小梁稀疏、紊乱、粗糙;骨骺骨化中心出现延迟,出现后较正常小,边缘不整齐,密度低而不规则;骨质普遍稀疏,密度减低,皮质变薄,可发生病理性骨折;长骨骨干部的横向骨小梁减少,纵骨小梁变细,且因支承力减弱而弯曲,出现膝内翻或膝外翻畸形;弯曲长骨四面的骨皮质常有增厚。病变在生长较快的骨端(如桡骨下端、股骨下端和胫腓骨上端)最明显。

**2.恢复期**

经治疗后,由于骨骺板再矿化干骺端出现一致密带,逐渐加宽向骨骺端推进;骨骺区出现环状致密影,逐渐增厚与骨化中心相融合,边缘变整齐,骨骺线逐渐变薄;骨密度和骨小梁结构逐渐恢复正常,骨皮质又恢复其致密和边缘锐利的特点;一般较轻的骨弯曲畸形也可逐渐自行矫正。

**(二)实验室检查**

**1.血清钙、磷和碱性磷酸酶**

血钙略低于正常,一般在 8～9 mg/dL(2.0～2.2 mmol/L),血磷明显低于正常,多在 2～3 mg/dL(0.64～0.97 mmol/L),碱性磷酸酶中度升高,常在 10～

15 布氏单位(500~750 IU/L)。轻微或早期佝偻病血钙也可在正常范围,病情较严重者或甲状旁腺功能代偿较差者,血钙可显著低于正常,钙离子下降更为显著。血磷下降反映甲状旁腺增生,则血钙下降不明显。

2.尿钙、磷

尿钙减少是佝偻病的重要变化,一般在 50 mg(12.5 mmol/L)左右(24 小时尿钙可达3 mg/kg,0.75 mmol/kg 体重以下),严重者尿钙不能测出。尿磷变化不一,与磷入量有关。伴继发甲状旁腺功能亢进者,尿磷增加显著。

3.血清维生素 D

直接测定血清维生素 D 及其代谢物是对佝偻病的诊断和疗效观察最理想的手段,且对病因分类有重要意义。但目前尚不能常规应用于临床。

## 三、治疗

### (一)非药物治疗

1.天然日光浴和人工紫外线照射疗法

天然日光浴是治疗佝偻病最经济的疗法,可以替代药物治疗。在理疗科医师指导下,进行紫外线照射治疗,可以不受地点、季节和天气的限制。保健日光灯模拟太阳紫外线光谱中有益于人体的生物效应成分,以弥补春季和冬季紫外线照射的不足,其辐射强度是将紫外线预防佝偻病的有效性和安全性适宜地统一起来,在不引起机体损伤的前提下,达到预防佝偻病的目的。保健日光灯使用方便,小儿在正常的衣着下,非强制地接受预防,从而免受服药之苦,使用对象不仅限于预防佝偻病,老人、孕妇以及缺乏日光照射的职业人群(如矿工等)都在使用之列。

2.饮食疗法

植物食品维生素 D 含量甚微,动物食品中维生素 D 含量丰富。如肝脏、蛋黄、奶油、鱼肝油、人造黄油等。多食用富钙食物有利于补充机体钙剂量。牛乳和母乳中的维生素 D 均不足。故婴儿及儿童宜逐渐给以维生素 D 强化的牛乳或牛奶粉。一般膳食亦常常是钙量不足的膳食。中国城乡居民的膳食只供给400~500 mg/d 的钙,属于正常量的低水平。如果膳食充足,不易缺乏维生素 D、钙。如有偏食、厌食、食物供应不足或有消化道疾病,则维生素 D、钙的缺乏是常见的。因此,有必要改变偏食等不良生活习惯,补充足够的富含维生素 D、钙的食物,同时积极治疗导致胃肠消化道疾病的各种原发病,调理胃肠道功能,纠正厌食。

3.肢体畸形的处理

患儿有骨痛者应少站立、少走路,以防下肢骨骼发生的压力性畸形。下肢轻微畸形者,随着佝偻病的治愈,畸形多可自行矫正。轻度畸形可用支具矫正。对于轻度的膝外翻畸形,白天可将鞋底内侧垫高,夜间可在双膝间夹软垫后,用高弹力绷带将双膝踝关节相对固定,以增加对股骨内髁骨骺的压力,使其生长速度减慢,从而有利于膝外翻畸形的矫正。同理,对于轻度的膝内翻畸形,可将鞋底的外侧垫高,夜间可在双踝间夹软垫后,将膝部与踝部分别相对固定。对那些病变尚未痊愈,畸形较轻的膝内、外翻,亦可用手法矫正,或夹板支持,这对 4 岁以下儿童比较适用。由于支架使用时间较长,应密切注意监护,以免因夹板固定不合适而使畸形加重或产生压迫溃疡。

### (二)药物治疗

#### 1.钙剂

补钙是治疗佝偻病首要的措施。钙剂需长期服用,一般持续几个月或几年。先补钙,然后再给维生素 D,或者同时给药,应该作为常规。否则有手足搐搦的佝偻病患者,由于维生素 D 使钙进入骨质,血钙下降更显著,加重手足搐搦。成人每天补钙量不应少于 1 000 mg/d,儿童每天也应在 500~600 mg/d,婴儿每天为 30 mg/(kg·d)。严重低血钙、手足搐搦者可静脉补充钙,如 10% 葡萄糖酸钙10~20 mL,缓慢静脉注射。

药用钙剂有许多种,均为化合物。例如葡萄糖酸钙和乳酸钙每片是 0.5 g,由于葡萄糖酸的分子量大,乳酸的分子量小,故葡萄糖酸钙含钙只有 9%,即0.5 g葡萄糖酸钙含钙元素 45 mg。乳酸钙含钙18%,即 0.5 g 乳酸钙含钙元素90 mg,前文述及,中国成人膳食含钙量约 400 mg/d,如要达到推荐摄入量之量,则每天要补给钙元素 400 mg,这相当于 0.5 g 的葡萄糖酸钙 8.89 片,0.5 g乳酸钙4.4 片。同理,由于碳酸钙含钙 40%,0.5 g 的碳酸钙只需 2 片就含钙元素400 mg。所以钙剂含量越高所服的片数就较少,服药就较方便。有些制剂含钙量少而药价贵,从药物经济学来说不宜于用。

#### 2.维生素 D

补充维生素 D 是治疗佝偻病的重要手段。维生素 $D_2$ 和维生素 $D_3$ 抗佝偻病的疗效基本相同。1 IU 维生素 D 相当于 25 ng。鱼肝油每毫升含维生素 $D_3$ 约100 IU,浓缩鱼肝油每毫升含维生素 $D_3$ 12 000 IU,鱼肝油兼含大量维生素 A。一般佝偻病的治疗剂量:鱼肝油 5~10 mL,每天 3 次。婴幼儿从每次 1~2 mL 开始,最多不超过 10 mL;成人可增加至 15 mL,每天 3 次。浓缩鱼肝油丸,每丸含维生素 $D_3$ 约 1 000 IU,每次 1~2 丸,每天 3 次。服用较大剂量维生素 $D_2$ 或维生素 $D_3$,

每天 12 000 IU,则以 2～3 周为 1 个疗程。如每天补充量在 1 500～4 500 IU,可以长期服用,大剂量维生素 D(如维生素 $D_2$ 40 万 IU,维生素 $D_3$ 30 万 IU)肌内注射可取得同样疗效,每月 1 次,1～2 次为 1 个疗程。现有多种维生素 D 新制剂,疗效更好。

### 3.中药

中医认为小儿佝偻病是由于先天不足,后天失养所致,属虚证,主要累及肾、脾两脏,而致脾、肾亏虚,采用补法治疗。

(1)先天不足型:形体消瘦或虚胖,痿软乏力,起步晚,毛发稀少而枯黄,精神萎靡,易出汗,食欲缺乏,舌淡,苔薄白,脉细。治宜补肾养肝。方用六味地黄丸加减。如有虚火潮热可加知母、黄柏;夜寐不安及夜惊者可加枣仁、夜交藤;自汗者加黄芪、大枣;骨软加杜仲、怀牛膝;齿迟者加骨碎补、补骨脂;发迟者加龟甲、何首乌;立迟者加鹿茸;行迟者加五加皮、牛膝;语迟者加菖蒲、远志。

(2)后天失养型:形体瘦小,肌肉松弛,面色肤色无华,毛发稀疏,厌食,精神萎靡或烦躁不安,夜寐不宁,易惊惕,大便清或秘结。舌淡苔薄白,脉细。治宜调补脾胃。方用补中益气汤加减。若项软天柱不正,合六味地黄丸久服;若食欲缺乏,胃脘不适者加山楂、麦芽、神曲等。

### (三)手术治疗

下肢轻微畸形多可自行矫正。若畸形进一步发展,可采用手法折骨,石膏或夹板固定、截骨术来矫正。一般来说,对 4 岁以下儿童,主要畸形在胫腓骨者,可用折骨术。做折骨术时,应保护胫骨上下端的骨骺,避免在折骨术时损伤。

可将小腿外侧中央放在用棉花垫好的楔形木块上,两手握紧小腿两端,然后用力垂直向下压,先折断胫骨,后折断腓骨,造成青枝骨折,纠正小腿畸形,术后管型石膏固定或夹板固定,待骨折愈合后拆除石膏或夹板,需 6～8 周。若患儿已超过 4 岁,骨质已坚硬,或畸形最显著处位于关节附近,或弯曲畸形较重者可行截骨术矫正。膝外翻可做股骨下端截骨术;膝内翻可在做胫骨截骨后不同水平将胫骨斜行截断;髋内翻严重可做转子下截骨术。

### 四、预防

(1)围产期孕妇应正确补充维生素 D,降低新生儿佝偻病患病率。一次性口服或肌内注射维生素 D 均可改善孕妇及胎儿维生素 D 的营养状况。尤其在妊娠晚期,秋冬季节,在我国北方地区和有低钙症状者,更应强调维生素 D 的应用和补充。维生素 D 的用量可略偏大,但不宜长期大量服用,以防维生素 D 中毒。

同时鼓励孕妇增加户外活动,多晒太阳,饮食多样化,多食含维生素 D 及含钙丰富的食物,这样就可以有效地降低新生儿佝偻病的患病率。

(2)提倡母乳喂养,增加日照时间,降低婴幼儿患病率。由于母乳中含钙、磷的比例适宜,有利于婴儿对钙的吸收。此外,母乳中含有水溶性维生素 D 硫酸盐,这种结合物具有抗佝偻病的作用。因此,大力提倡母乳喂养,及时添加辅食,以保证婴儿对各种营养素的需求是避免佝偻病发生的重要措施。

(3)开展社区佝偻病的防治普及宣传教育工作,加强基层医务人员的业务培训,努力提高对本病的认识及防治水平。同时对家长要强化健康教育,使他们懂得防治知识。

# 第二节　骨质软化症

骨质软化症是指发生在骨骺板已闭合的成年人,因钙、磷和维生素 D 缺乏所致的骨基质形成与矿化障碍的代谢性骨病。其特点为骨样组织增加,骨质矿化不良而软化,由于软化后的骨骼的生物力学强度下降,因而使脊柱、骨盆及下肢长骨可能产生各种压力畸形和不完全骨折。本病的基本性质与佝偻病相同,仅因为发生在成年,骨骼的纵向生长发育未受阻碍而已。多见于居住条件差、环境阴暗和阳光较少的地区,同时饮食中又缺乏钙和维生素 D。我国较少见。

## 一、病因病理

骨质软化症在中医著作中早已有类似的记载。《针灸甲乙经·阴受病发痹论篇》曰:"病在骨,骨重不可举,骨髓酸痛,寒气至名曰骨痹"。《素问·痿论》曰:"肾气热,则腰脊不举,骨枯而髓减,发为骨痿。"从上述"骨痹""骨痿"之间的关系来看,可以认为是本病病程的两个不同发展阶段。疾病初期为"骨痹",诱因于"寒",故临床上表现为"骨重酸痛"等症状;进而"邪气"渐深,化寒为热,以至"骨枯髓减"和"腰脊不举"之"骨痿"阶段。病程继续进展,结果则引起骨骼的严重损害甚至畸形。

骨质软化症的基本病理特点与佝偻病是一致的,即正常骨组织被大量骨样组织所取代。但是成年人骨骺已闭合而无骨骺端的改变。主要表现为全身骨质普遍疏松,皮质变薄且柔软。骨小梁纤细甚而可能消失,松质骨内充满血管性脂肪组织。骨小梁常被纤维组织或骨样组织所代替。破骨细胞活跃,骨陷窝扩大,骨髓腔逐渐增宽,哈佛管增大,间充质组织内血管丰富,并有幼稚结缔组织增生。大量致密骨为松质骨所代替,松质骨的骨小梁也稀少、纤细,因而骨的强度大为减弱,以致发生多数压力畸形及病理骨折。近年来以四环素荧光标记测定发现的骨质软化症,骨样组织的厚度多>20 μm(正常<13 μm),覆盖率多>20%。同时在骨样组织与矿化骨交界面出现宽而不规则的矿化标记带。此外,近年来研究还发现患骨质软化症时,骨组织间隙钾浓度可显著减低(正常可高达146 mmol/L)而经维生素 D 治疗后又可恢复原水平。

## 二、临床表现与诊断

成人的骨质软化症发病缓慢。早期症状不明显,开始多为骨骼广泛自发性疼痛,以腰痛和下肢疼痛较显著,常时好时犯,劳累时腰痛,休息卧床可以减轻。春、冬季症状加重,夏、秋季可稍缓解。育龄妇女可因妊娠和哺乳而加剧。随着病情加重,骨痛发展至全身并剧烈持续,逐渐卧床不起。骨骼可因为受压和肌肉拉力而变为畸形,以下肢及骨盆畸形常见。如颈部缩短胸椎后凸而驼背。腰椎前凸及侧弯,胸廓可因肋骨软化而塌陷,胸骨前突形成鸡胸。双侧髋臼内陷,耻骨联合向前突出,耻骨弓呈锐角,使骨盆出口变成三叶状畸形,造成分娩困难。轻微的外力,可引起病理骨折,多见于骨盆、肋骨、脊柱、股骨颈、转子间或转子下部。如患者可因咳嗽而使肋骨骨折。病理骨折可以重复发生。全身肌肉多无力,少数患者可发生手足抽搐。近侧肌无力也为本病的重要症状之一,其范围因病变而异,常见为小腿,表现为摇摆步态,上楼困难,蹲坐时起立困难。躯干肌无力主要表现为下床困难。轻微肌无力仅为肌僵直感。

骨质软化症的 X 线改变有 3 个主要特点:即广泛性骨密度减低、压力性畸形及假骨折线的出现。

### (一)广泛性骨密度减低

主要表现为骨小梁和骨皮质模糊不清,极似患者投照时有轻微移动。这是由于骨小梁的边缘和骨皮质新形成的类骨质钙化不全引起,呈"绒毛状"表现。横向骨小梁消失,纵向骨小梁纤细,骨皮质变薄,但不发生骨膜下骨皮质吸收,因而牙周的骨槽板并不消失。

### (二)压力性畸形

由于骨骼矿化不良,骨质较正常骨软,由于重力等负荷的影响,可使骨弯曲成各种畸形。最常见的有下肢长骨弯曲所致髋内翻和膝外翻、髋臼内陷、三叶状骨盆。脊椎椎体上下缘凹陷,呈双凹透镜形状,而椎间隙则相对地扩大,与鱼类的脊椎相似,故称鱼椎。有时尚可见椎体的病理压缩性骨折。

### (三)假骨折线

常为对称性出现。表现为线状透光带,横过骨骼的一条宽约 0.5 cm。常见部位为股骨颈、耻骨、坐骨、肋骨和肩胛盂下部等。Albright 认为此线为应力所造成的不全骨折,已由骨样组织所连接,而钙化不良;Milkman 则认为发生在动脉旁边,故认为可能与动脉搏动有关。此线常发生在骨营养动脉旁,可能与动脉搏动或骨钙素、骨营养血管周围骨质吸收较多有关。此线可持续存在数月至数年。此线两端可见骨膜下骨质隆起,治疗生效后,此线即愈合而消失。

实验室检查提示血钙、磷较低而血清碱性磷酸酶则升高。

## 三、治疗

### (一)非药物治疗

食物以动物肝脏、脂肪、蛋类、乳类、海货为佳。多晒太阳。地下作业人员要每天进行日光浴或有指导地进行紫外线照射。卧床不起,久居室内缺乏户外活动者,也要适量补充维生素 D 与钙剂。

### (二)药物治疗

钙剂与维生素 D 治疗参考本章佝偻病治疗项。慢性腹泻患者应积极治疗慢性腹泻。避免使用妨碍维生素 D 和钙、磷吸收的药物如液体石蜡、草酸、氢氧化铝凝胶等。

### (三)中医治疗

骨质软化症属中医"骨痹""骨痿"范畴,中医认为本病的发生、发展和"肾气"密切相关。《素问·五脏生成》篇曰:"肾之合骨也",《素问·逆调论》曰:"肾不生,则髓不能满",《素问·六节藏象论》曰:"肾者,主蛰,封藏之本,精之处也,其华在发,其充在骨"。说明肾主骨生髓,肾之精气亏虚,引起"骨重酸痛""骨枯而髓减"导致骨软化症的发生、发展。因此中医对骨软化症的治疗,以滋肾壮骨为大法。

1.肾虚髓枯型

骨重疼痛甚或压痛,关节畸形,形体消瘦,肢体无力,行走困难,食欲减退,夜寐不宁,舌质暗,苔薄白,脉沉细。治宜滋阴补肾壮骨。方用左归丸加减。疼痛甚者可加杜仲、狗脊;伴潮热汗出,烦躁不安,阴虚火旺者可加黄柏、知母。

2.脾胃亏虚型

面色肤色无华,形体瘦小,肌肉松弛,厌食,精神萎靡或烦躁不安,夜寐不宁,大便溏泻,舌淡苔薄白,脉细。治宜调补脾胃。方用归脾汤加减。若食欲缺乏,胃脘不适者加山楂、麦芽、神曲等。

**(四)手术治疗**

下肢畸形可采用矫形手术以改正承重力线,以预防骨关节炎,但手术必须在骨骺线消失和疾病治愈或控制后施行,否则畸形复发的机会较多。术后由于卧床,这时会有大量尿钙排出,如仍大量使用维生素 D,有发生高血钙可能,以致损害肾脏。所以手术前后应经常检查血清钙、磷和碱性磷酸酶的含量,严格控制维生素 D 的剂量,必要时停止使用。

# 第三节 成骨不全

成骨不全也称脆骨病、特发性骨质脆弱、骨膜发育不全、间充质发育不全、遗传性脆骨三联症等,属遗传性结缔组织病,病变除广泛累及骨骼外,其他结缔组织如皮肤、筋膜、肌腱、韧带、动脉、角膜和牙齿也常被累及。本病发病家族史明显,是一种少见的骨疾病。

## 一、病因病理与分类

本病的病因不明,可能与家族遗传有关,多数患者有家族遗传史,但亦有散发患者。本症可见于任何民族,因此并不是特殊少见的疾病。无论哪种临床分型,患者多可有清楚的家族遗传史,仔细追查患者的家族史,对患者的诊断可提供宝贵的线索。但也有从一个患者的家族中找不出其他发病患者的报道。

本病病理表现为肉眼见患者的骨骼疏松、脆弱、细长或弯曲畸形。病骨可有一处或多处病理性骨折。骨折处有骨痂生长,成角畸形、延迟愈合或不愈合,或假关节形成等。长骨干细长、弯曲畸形,骨皮质菲薄,甚至呈蛋壳状。骨膜不规则,干骺端增宽。镜下见周身骨胶原组织缺乏,成骨细胞数量不足,软骨成骨过程正常,钙化正常。但由于成骨细胞数量不足,致使钙化软骨不能形成骨质,因此骨质松脆,皮质菲薄,骨小梁排列稀疏,哈佛系统增宽,抗应力差,极易骨折。

根据本病的发病年龄和病变的严重程度可分为产前型与产后型。产前型又称先天型,产后型又分为早发型与晚发型。

### (一)产前型

此型又称先天型、胎儿型或 Vrolik 型,较多见,病变较严重。在胚胎时期因子宫收缩即可引起多发性骨折。有的患者甚至可发生几十处骨折。骨折以四肢长骨和肋骨最为常见,颅骨骨化不全,有时仅呈膜性。因胎儿反复发生多处骨折,因此很难成活,往往形成死胎。

### (二)产后早发型

此型又称婴儿型。婴儿出生后 1 年内,因轻微外伤即可反复发生病理性骨折,骨折后发生畸形愈合或愈合,使患儿身体矮小或呈侏儒形,此型虽较产前型为轻,但若出现并发症时预后亦不佳。

### (三)晚发型

此型又称 Lobstein 脆骨病。患儿于出生后可无任何症状,至 7～8 岁时,患者出现受轻微外伤即可发生病理性骨折,骨折可发生于一处或多处,但较婴儿型为轻。未受累的骨骼亦显骨质脆弱疏松。患者发生骨折的次数随年龄的增长而减少,成年后骨折次数更少。因此,成年以后往往可以活至高龄。

### 二、临床表现与诊断

本病常有家族遗传史,其遗传率为 50% 左右,即患者的父亲或母亲有脆骨病,其所生子女也有脆骨病的机会为 50%,这是由显性遗传所致。亦可通过隐性遗传基因引起,即父母均无病,而其子女发病。

### (一)临床表现

本病的典型特征是骨质脆弱,容易发生病理性骨折,但骨折后仍能愈合。此症多见于新生儿或婴幼儿,发病越早,病情越严重;随着年龄增加,病渐趋缓和。主要症状:①常因骨质脆弱引起骨折。胎儿型因子宫收缩反复发生多处骨折,故胎儿很难成活。婴儿型出生后即可发生骨折。骨折次数随患儿的年龄增长而减少。骨折可自行愈合,且可出现畸形愈合。若固定骨折时间稍长,可发生失用性骨萎缩。去除固定又易再骨折,如此形成恶性循环。可出现脊柱侧凸及驼背畸形。②患儿两眼的巩膜呈蓝色,由于巩膜内胶原减少、变薄,巩膜的透明度增加,使脉络膜色素外露所致。在角膜周围呈白色环。③部分患者可伴有进行性耳聋。④韧带松弛,关节活动性增加。有时出现反复脱臼、发育迟缓、骨骺融合延迟。牙齿、毛发及指甲脆弱。

X线表现：全身性普遍性骨质密度减低，射线的透过度明显增强。Fairbank将此病的X线表现分为以下3种情况。①厚骨型：多见于胎儿型病情较严重的患者。患儿出生后有四肢短小畸形及多次病理骨折，患者的骨骼短粗，厚度增厚；②薄骨型：多见于婴儿型或晚发型，患者的X线显示长骨纤细，皮质菲薄，有多处病理骨折及弯曲畸形；③囊肿型：骨骼呈蜂窝状，患肢短缩，弯曲畸形。

骨密度检查表现为骨质密度明显降低，骨矿含量也减低，即表现为整体骨量的低下。

### (二)诊断

本病一般不难诊断，典型者具有骨质疏松和骨的脆性增加、巩膜蓝染、牙质形成不全及早熟性耳硬化等四项主要临床诊断标准。如出现多次骨折及肢体畸形，诊断即可成立。在先天性成骨不全，患儿全身普遍骨质疏松，有膜性颅、身材矮小、长骨弯曲、短肢。这种患儿由于出生时颅内出血，反复呼吸道感染，死亡率极高。某些迟发性成骨不全，直到成人才出现骨折，仅见骨质疏松，诊断有时困难，应引起注意。

### (三)鉴别诊断

#### 1.特发性幼年骨质疏松

普遍性骨质疏松，椎体双凹变形或扁平椎，以及脊柱的侧后突畸形和易骨折等，与成骨不全相似；但后者尚有头大，两侧颞骨外突，扁颅底，面小并常呈三角形，蓝巩膜，并有家族性发病史等均与前者不同。

#### 2.弯肢侏儒

体征性表现是先天性长骨弯曲并可成骨，但不会骨折，亦无其他颅面部异常。

#### 3.维生素D缺乏症

表现为骨密度减低，但无弯曲变形，且干骺端先期钙化带增厚，增白，其下有一骨质疏稀区，称为"坏血病线"。

## 三、治疗

### (一)预防和护理

对本病的治疗，目前仍无特效对因疗法，有学者认为可用丰富的钙与维生素饮食，同时必须广泛利用新鲜空气、光线和阳光。但一般说来胎儿成骨不全预后差。目前防治的重点在于避免损伤，预防骨折的发生，避免或减轻肢体畸形的形成。

由于本病的发病原因与遗传有关,因此对有家族遗传史的患者最好不生育。如已结婚并怀孕,应行产前检查,必要时终止妊娠。对已出生的婴儿,一旦诊断为成骨不全者,必须加强各种护理措施,护理要周到,动作要轻柔,尽量减少不必要的活动,防止发生骨折。一旦发生骨折,应及时妥善治疗。为了防止骨折和弯曲畸形的发生,亦可佩戴充气支架予以保护,此支架用聚氨基甲酸酯Polyurethane 膜制成,用拉链扣上,压力为 $3\sim4.5$ kPa,不影响肢体远端血运,对预防损伤后水肿及慢性淋巴水肿有效。

晚发型脆骨病的骨折次数可随年龄的增长而减少。成年后则更少,因此这些人往往也能活至高龄。

### (二)骨折和肢体畸形的处理

如发生病理性骨折,可根据骨折的部位、程度,应及时妥善按骨折的治疗原则治疗。若骨折有移位,可行手法复位,复位后给予夹板外固定,必要时配合牵引治疗,其骨折多可愈合。对已发生畸形的患者,应视不同情况分别进行处理,如骨折畸形对功能影响不大者,可不必立即施行手术矫正,因这类患者多有再次发生骨折的可能,当再发生骨折时,可在治疗骨折的同时予以矫正畸形。临床上最常见的畸形是患者在发育过程中长骨干细长的弯曲畸形,弯曲程度轻者可用局部夹板三点加压固定法,并配合手法以矫正弯曲畸形和防止畸形进一步的发展;弯曲畸形明显者可施行手法折骨,夹板固定。大腿可施行皮肤牵引,小腿可配合袜套牵引。施行手法折骨时,应保护骨干上下端的骨骺不受损伤。折骨时应用轻柔的力向畸形凸起相反的方向垂直缓慢地用力加压,造成青枝骨折以矫正畸形。因患有弯曲畸形的患者,多伴有局部软组织的挛缩畸形。为了避免血管、神经和软组织的损伤,弯曲较重可分期多次施行手法折骨,逐步矫正弯曲畸形。

对长骨因多次骨折造成严重弯曲畸形,或手法折骨难以矫正畸形者,可采用Sofield-Milar 截骨术,即在长骨弯曲畸形部位进行多处截骨,内置髓内钉,以矫正畸形,插入髓内针应够长,从一侧骺板过另一侧骺板,一般不致引起生长发育障碍。

### (三)中药治疗

中医认为本病是由先天父母精血亏损,致后天体质衰弱,肾精不足,骨髓不充,脾胃大亏,元阳不振,气血两虚,骨不能正常成长,发育障碍,而致本病。临床经验证明,中药具有振奋元阳,补养气血,改善临床症状,促进骨折愈合,促进机体发育的作用,至于对成骨作用的影响,今后可从骨代谢、骨组织和骨密度检测等方面做深入的研究。中药治疗主要是以补肾益髓、培补气血为主。其常见的证型如下。

1.肾精亏虚证

常见骨骼易脆,或发生生理缺陷、听力障碍等。治宜补肾益精,滋阴补肝,方用补肾地黄丸加减。

2.肝肾不足证

常见筋肉痿弱,关节松弛,蓝色巩膜等。治宜养血和血,滋补肝肾,方用壮骨丸加减。

3.脾胃虚弱证

常见胃肠失运,肌肉松弛,生长迟缓等。治宜益脾健胃,方用扶元汤或加味六君子汤。

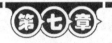

# 脊 柱 疾 病

## 第一节 颈 椎 病

颈椎病是一种常见的颈段脊柱慢性退行性疾病。常在中年以后发病,男性多于女性。本病又称颈椎退行性关节炎、颈肩综合征或颈椎综合征等。它是指颈椎间盘退行性变及其继发性椎间关节退行性变所致脊髓、神经根、椎动脉、交感神经等邻近组织受累而引起的相应临床症状和体征。

中医学关于颈椎病的论述,散见于"痹证""头痛""眩晕""项强""项筋急"和"项肩痛"等。如《素问·逆调论》说:"骨痹,是人当挛节也……人之肉苛者,虽近衣絮,犹尚苛也,是谓何疾……曰:荣气虚,卫气实也,荣气虚则不仁,卫气虚则不用,荣卫俱虚,则不仁不用,肉如故也,人身与志不相有,曰死"。这里所描述的病症与脊髓型颈椎病相类似。东汉·张仲景《伤寒论》说:"项背强几几,……桂枝葛根汤主之"。清·张璐在《张氏医通》中说:"肾气不循故道,气逆挟脊而上,致肩背痛……或观书对弈久坐致脊背痛"。指出了类似颈椎病的形成原因,同时他还详细记载了肩背臂痛的辨证施治,为后世治疗颈椎病提供了宝贵的经验。

### 一、分类

颈椎病按病变部位、范围以及受压组织的不同,分为如下类型。

#### (一)颈型颈椎病

颈型颈椎病作为颈椎病的一个分型目前在国内尚有争议。国内赵定麟、潘之清等人均支持颈型颈椎病这一分型方法,其根据患者表现出来的临床症状,将以颈部症状为主的颈椎病列为颈型颈椎病。此型虽症状不重,但临床较为常见,可能为其他型颈椎病的前驱表现。

### (二)神经根型颈椎病

神经根型颈椎病是颈椎病中最常见的一种分型,约占颈椎病发病率的60%。临床上可分为急、慢性两种,多表现为受累神经根支配区范围的皮肤感觉异常、肌力减弱、肌肉萎缩及腱反射减弱。

### (三)椎动脉型颈椎病

椎动脉型颈椎病的发病率占颈椎病发病率的20%左右。本型颈椎病的症状复杂,变化多端,易与多种疾病相混淆,在椎动脉造影前常难以确诊。该病的发病年龄较其他型颈椎病高,多在45岁以上,而且发病率随年龄的增长有平行上升的趋势,症状亦随年龄的增长而日益加重。

### (四)交感型颈椎病

交感型颈椎病临床表现复杂多样,多为主观症状,诊断上缺乏特异的客观指标,故先前认为该型颈椎病的发病率较低,随着对交感型颈椎病认识的不断深入,发现其并不少见,占颈椎病患病人数的10%左右。以往认为,由于其他病因而引起的头部、肩部、上肢或胸腔脏器等的交感神经紊乱症状,实际上都属于这类疾病的范畴。

### (五)脊髓型颈椎病

脊髓型颈椎病占颈椎病患病人数的10%左右,多见于中老年人,男性多于女性。本病的症状较为严重,致残率较高,轻者可丧失部分或全部工作及学习能力,较重者可出现四肢瘫痪、卧床不起。本型颈椎病发病后多无根性颈椎病样疼痛,且常易与其他疾病相混淆,因而就诊较晚,以致延误治疗时机,故脊髓型颈椎病的早期诊断、早期治疗十分重要。

### (六)混合型颈椎病

临床上将具备两型或两型以上颈椎病的临床症状和体征称为混合型颈椎病。如神经根型和脊髓型同时存在者可称为混合型,或椎动脉型与神经根型同时存在者亦称为混合型,在某些情况下也有三型共存的情况,也称为混合型。混合型临床上不少见,据统计,占颈椎病患病人数的20%左右。以交感型合并其他型颈椎病者更为多见。因为混合型颈椎病的症状表现复杂,故诊断、鉴别诊断、临床辨证分型均较困难,因此诊治该病时一定要详细询问病史、仔细查体,以免误诊误治。

### (七)其他型颈椎病

临床上除了前面介绍的6种分型外(颈型、神经根型、椎动脉型、脊髓型、交感神经型、混合型），还有其他类型的颈椎病，如颈椎椎体前缘骨赘压迫或刺激食管而引起的以吞咽困难为主要临床表现的颈椎病，即食管压迫型颈椎病。目前就食管压迫型颈椎病是否为颈椎病的单独分型，争议仍较颇多。有人认为此特殊类型颈椎病发病较少，往往难以明确诊断，并无显著意义，故不予列入颈椎病的分型。由于这种类型颈椎病临床较少见，对其研究的临床报道不多，临床医师对其认识也不足，常易导致误诊和漏诊，给患者带来不必要的经济和精神负担。

## 二、病因病理

引起颈椎病的原因是多方面的，归纳起来主要有以下几方面。

### （一）颈椎的退行性变

颈椎间盘、椎体、椎间小关节等的退行性变，是颈椎病发生的主要原因。颈椎间盘因退变而向周围膨出，椎体周围的韧带及关节囊变得松弛，使脊柱不稳定，活动度增大，刺激周围的骨膜和韧带，导致椎体及小关节部形成骨刺。椎体增生的骨刺可引起周围膨出的椎间盘、韧带、关节囊的充血反应、肿胀、纤维化等，共同形成混合性突出物。如突出在前方一般不引起临床症状。如果是椎体侧方的突出，可刺激压迫椎动脉，造成脑基底动脉的供血不足，产生椎动脉型颈椎病。后外侧的突出物，可使椎间孔变窄，造成颈神经根和交感神经的挤压，而发生神经根型颈椎病。突出物突向椎体后方，则压迫脊髓，造成脊髓型颈椎病。

### （二）颈部损伤

颈部损伤分为急性损伤和慢性劳损。

（1）急性损伤引起的颈椎病较少见，如颈部的扭伤、挫伤等急性损伤，可使已退变的颈椎间盘和颈椎的损害加重而诱发颈椎病。但暴力所致颈椎骨折、脱位所并发的脊髓或神经根的损害则不属于颈椎病的范畴。

（2）慢性劳损引起的颈椎病较多见，如长期从事缝纫、刻写以及伏案工作的脑力劳动者等。由于长期低头工作，使颈部经常处于一种强制性体位，可引起颈部肌肉、韧带、筋膜与关节等的劳损。平时姿势不良、枕头和睡姿不当亦可造成颈部劳损。颈部软组织的劳损可使颈椎的生理曲度改变，使颈椎间盘的退变过程加速，促进小关节的增生，从而造成压迫症状而发病。

### （三）椎动脉本身因素

正常情况下，椎动脉的长度和颈椎的长度相互适宜，双侧椎动脉在颈椎左右横突孔内垂直上行，椎动脉内血流通畅。随着年龄的增长，颈椎间盘发生退行性变,间盘弹性降低,髓核脱水,纤维环变性,使椎间隙变窄。由于诸节椎间隙均变窄,必然使颈椎的总高度缩短,椎动脉相对过长,这不仅破坏了椎动脉本身与颈椎之间原有的平衡,且易出现椎动脉的迂曲,以致血流受阻。随着年龄增长,全身动脉均可有不同程度的硬化,椎动脉亦然,而且由于颈椎的活动度较大,旋转、前屈、后伸动作较多,这些均可使椎动脉常处于受牵拉状态,更加速了其硬化性改变。富有弹性的椎动脉发生硬化后,回缩力减低,再加上椎间隙变窄,便形成了椎动脉的绝对延长。此外动脉的硬化常可导致管腔狭窄,当血管壁上出现粥样斑块时,常可加速这一病理变化过程。上述多种因素的综合,必然会导致椎动脉走行发生弯曲,血流缓慢,甚至受阻中断,导致椎-基底动脉供血不足,而出现椎动脉型颈椎病的临床症状。椎动脉周围存在着丰富的交感神经丛,主要来自星状神经节发出的分支,部分来自颈上和颈中神经节的分支。椎神经伴随椎动脉穿横突孔向上走行并不断发出分支分布在椎动脉形成网状神经纤维,以 $C_3$、$C_4$、$C_5$ 处分布最为密集。因而此段的颈椎失稳、钩椎关节增生,极易刺激攀附在椎动脉表面的交感神经,引起椎动脉的痉挛。

### (四)交感神经因素

颈部的交感神经纤维的节前纤维来自第 $1\sim2$ 胸髓节灰质的外侧中间柱,节前纤维经脊神经前支发出的白交通支上行,在颈部组成交感神经干,有 3 个交感神经节。颈上神经节的节后纤维到达下位 4 对脑神经、上位 4 对颈神经、颈内动脉神经、颈外动脉神经、咽神经丛和心上神经丛。颈中神经节发出节后纤维到达颈总动脉丛、$C_5$ 和 $C_6$ 神经、甲状腺下丛和心中神经。颈下神经节发出节后纤维到达 $C_7$、$C_8$ 神经。一个颈脊神经内可以有来自两个以上的神经节的节后纤维。交感神经的节前纤维多与一个以上的节后神经元相接触。因此节前神经元的支配范围较广,而且节段水平亦不易测定。这些交感神经节后纤维还在脊神经脊膜支返回椎间孔前参加其内,脊膜支为窦椎神经的一个组成部分,后者还包括躯体感觉神经纤维。窦椎神经供应硬脊膜、椎体后骨膜、椎间盘纤维环浅层、后纵韧带及硬膜外间隙内的血管和疏松结缔组织。因此可以说颈部的交感神经分布十分广泛。颈椎较其他脊椎的活动度都大,活动快速而敏捷,在日常生活中经常受到压迫或牵张,因而颈椎关节易受到外伤和磨损,发生慢性创伤性炎症,而出现颈椎病的症状。颈椎病的病理改变,不但能刺激硬脊膜、躯体神经、椎动脉,表现出相应的症状,亦能直接或反射性地刺激交感神经,出现交感神经紊乱的一系列症状。

### (五)软组织因素

颈椎周围的软组织受到创伤后,结缔组织增生,形成瘢痕,可使椎动脉受压,或可使交感神经受刺激,引起椎动脉血流缓慢,甚至血流受阻中断。颈椎周围软组织的慢性劳损,可使颈深部肌肉产生痉挛收缩,紧张的肌肉改变了椎体间的力学平衡,小关节紊乱使椎间孔变小、椎动脉受压,或刺激局部交感神经,导致椎动脉痉挛。

本病多见于40岁以上中老年患者,肝肾不足、颈脊筋骨痿软是本病发生的内因;颈部外伤、劳损及外感风寒湿邪等是引起本病的外因。

中医学关于颈椎病病因病机的论述,可从以下方面认识。

**1.风寒湿侵袭**

风为百病之长,寒性收引、凝滞、湿性重着。风寒湿三邪夹杂侵袭颈部筋肉,使颈筋气血凝滞,经络闭阻,筋脉不舒而发生颈项疼痛,此种情况多在睡眠时颈肩外露,遭受风寒湿邪侵袭而发病。

**2.血瘀气滞**

由于颈部筋肉急性损伤或慢性劳损,而使颈筋损伤撕裂,血不循经,溢于脉外,瘀阻不行,气机受阻,不通则痛,而发为本病。

**3.脾肾虚寒**

脾主运化,化生气血,肾主藏精,脾肾之阳气相互温煦,故谓"先天生后天,后天养先天"。脾肾阳虚,虚寒内生,气血生化不足,精血亏虚,筋骨失于濡养,每易遭受风寒湿邪侵袭而使经络闭阻,不通则痛。

**4.肝阳上亢**

肝为刚脏,主升发,肾主水,肝与肾的关系是肝肾同源、乙癸同源。若素体肝肾亏虚,水不涵木,不能制约肝阳,以至亢逆于上,肝风内动,上扰清空,以致头胀痛、眩晕、失眠。

**5.痰浊中阻**

肾阳亏虚,阳虚水停,加之风邪侵入,风痰相搏、阻滞经络,或风痰上扰清空,或痰湿阻于中焦,而见头痛、眩晕,或脘闷不舒。

**6.气血虚弱**

年老体弱或久病劳损以致气血虚弱,不能濡养经筋,营行不利,相搏而痛,肌肉、筋脉失于濡养则可使肩臂麻木不仁,血虚不能上荣可见头晕,面色不华。

**7.肝肾亏虚**

素体虚弱或年老体衰,肝肾亏虚,筋骨失健,筋弛骨痿,气血不足,循行不畅,或因疲劳过度,或因复遭风寒侵袭,从而导致经络受阻,气血运行不畅,筋肉僵凝疼痛而发病。此为本虚标实之证。

### 三、临床表现

#### (一)颈型颈椎病

多见于青壮年,也可见于个别的中老年。颈部酸、胀、痛不适,自觉有头部不知放在何种位置好的感觉。颈部活动受限或强迫体位,肩背部僵硬发板。部分患者可反射性地出现短暂上肢感觉异常,咳嗽、打喷嚏时疼痛加重,麻木不加重。

颈部僵直患者颈部多呈"军人立正"姿势,颈椎活动受限,椎旁肌、斜方肌、胸锁乳突肌有明显压痛,患椎棘突间亦有明显压痛。椎间孔挤压试验及臂丛神经牵拉试验均为阴性。

X线检查:颈椎生理曲度变直,椎间关节失稳,出现"双边""双突"等征象。

#### (二)神经根型颈椎病

30岁以上发病,起病缓慢,病程较长,可因劳累、损伤而急性诱发。多见于$C_5$、$C_6$,$C_6$、$C_7$椎间。颈肩臂疼痛,可为持续性隐痛或酸痛,也可为阵发性剧痛,或为针刺样、烧灼样疼痛。咳嗽、打喷嚏等腹压增高的动作可使疼痛加重。下颈段的病变可出现肩臂手沿神经根分布区的疼痛和麻木,疼痛多呈放射性。感觉障碍与根性痛相伴随,以麻木如隔布样,感觉过敏或感觉减弱等为多见。与受累神经根支配区范围相一致。病程较长者可有患肢肌力减退,握物不稳。如同时伴有交感神经损害,可出现患侧手指肿胀,头痛、眼痛、出汗等症状。

颈肌紧张,颈部变直,常处于某一保护体位,被动、主动活动均受限,颈后伸时易诱发出现疼痛。病变节段之颈椎棘突及棘突旁压痛明显,甚至可出现放射痛。斜方肌、冈上肌、冈下肌、菱形肌等处可找到压痛点。严重者患肢肌力减退,肌张力降低,肱二、三头肌腱反射,桡骨膜反射减弱。

1.椎间孔挤压试验

出现颈痛及肩臂放射痛者为阳性。

2.臂丛神经牵拉试验

出现神经根性痛及放射痛者为阳性。压头试验阳性:患者端坐,头后仰并偏向患侧,术者以双手掌放于头顶部,依纵轴方向施加压力时,出现颈部并向患肢放射者为阳性。

3.X线检查

正位片可见钩椎关节增生。侧位片可见颈椎曲度变直,或反张,或椎节不稳,出现双边、双突影。项韧带钙化,椎间隙变窄。椎体后缘骨质增生。斜位片可见钩椎关节增生,椎间孔变窄、变形、关节突关节增生。

**4.CT 检查**

可清楚地显示颈椎椎管和神经根管狭窄,椎间盘突出及脊神经受压情况。

**5.MRI 检查**

可以从颈椎的矢状面、横截面及冠状面观察椎管内结构的改变,对脊髓、椎间盘组织显示清晰,但压迫神经根的突出物小,有时不如 CT 清楚。

**6.神经肌电图检查**

受累的神经根支配肌节可出现低电压、多相运动电位等。正中神经尺神经的传导速度可有不同程度降低。颈椎退变增生的节段不同,受累的神经根亦有所不同,临床上最常见的是 $C_5$、$C_6$ 和 $C_6$、$C_7$ 节段。

**(三)椎动脉型颈椎病**

头痛、头晕常可因颈部的突然旋转而加重。头痛多偏向一侧,并有定义意义,以颞部多见。疼痛多为跳痛、胀痛。头晕较为多见,可伴有耳鸣、耳聋等迷路症状。猝倒:突然发作,当在某一体位转动颈部时,肌张力突然消失而跌坐在地。随后清醒,可立即站起,意识清楚。自主神经紊乱症状:恶心,呕吐,多汗或无汗,流涎,心动过缓或心动过速,胸闷、胸痛,或 Horner 征阳性;视力减退,视力模糊,或失明;发音不清,吞咽障碍,喝水返呛,声音嘶哑;神经衰弱,记忆力减退。严重者可出现锥体束受累症状和共济失调的表现。

颈肌紧张、痉挛。病变椎体节段处棘旁可有压痛。颈部不敢活动,否则会使头晕、头痛明显加重。若病变累及脊髓或神经根时则会出现相应的体征。斜方肌及胸锁乳突肌痉挛发硬。旋转试验可加重患者的头晕、头痛症状。

**1.X 线检查**

侧位片较重要,可见椎间关节增生,椎间隙变窄,颈曲变直或反张,椎间节段失稳。正位片可见椎体棘突偏歪向一侧,斜位片可见钩椎关节增生、椎间孔变窄、变形。注意要常规摄张口位片,观察寰枢椎是否有移位。

**2.经颅多普勒检查**

可见椎-基底动脉供血不全或障碍的表现,对本型颈椎病的诊断有重要意义。

**3.椎动脉造影检查**

可由肱动脉或股动脉插管,插到椎动脉处注入造影剂。如见椎动脉扭曲、狭窄(骨赘压迫),可考虑手法治疗。椎动脉造影多用于手术前定位。

### 4.脑血流图检查

对椎动脉型颈椎病的诊断有参考价值。多在颈椎自然位置和转颈位置分别检查,如出现主波峰角变圆、重搏波峰低或消失,主波上升时间延长,波幅降低则可提示椎-基底动脉区缺血性改变。

### 5.脑电图检查

脑电图检查对椎动脉型颈椎病的诊断意义尚在探索研究阶段。有报道说本病 80％有低电压活动,并可在颞部见到转移性慢波及小尖波。

#### (四)交感神经型颈椎病

颈部脊髓没有交感神经细胞,所有的交感纤维都是从胸部上升来的。颈脊神经无白交通支,而仅以灰交通支与交感神经节相连。本型的发病机制尚不太清楚,一般认为各种结构颈椎病变的刺激可通过脊髓反射或脑、脊髓反射而产生一系列交感神经症状。

交感神经型颈椎病是以交感神经兴奋的症状为主,如头痛或偏头痛,有时伴有恶心、呕吐。颈部疼痛患者常诉说有脖子支持不住自己头部重量的感觉。眼部的症状表现为视物模糊,视力下降,眼窝胀痛,流泪,眼睑无力,瞳孔扩大或缩小。常有耳鸣、听力减退或消失。还可有心前区痛、心律不齐、心跳过速和血压升高等心血管症状。如为交感神经抑制症状,主要表现为头晕、眼花、流泪、鼻塞、心动过缓、血压下降及胃肠胀气等。

头颈部转动时颈部和枕部不适与疼痛的症状可明显加重。压迫患者不稳定椎节的棘突可诱发或加重交感神经症状。

X线检查除显示颈椎常见的退行性变外,颈椎屈、伸位检查可证实有颈椎节段不稳,其中以 $C_3$、$C_4$ 椎间不稳最常见。

CT、MRI 等检查结果与神经根型颈椎病相似。

#### (五)脊髓型颈椎病

多见于中年以上的患者,有颈部慢性劳损的病史,或落枕病史,或颈部外伤史。颈部症状不多,或仅有轻微的颈部不适。多先表现为一侧或两侧下肢麻木、无力、双腿沉重发紧、步态不稳、笨拙,行走时有踏棉感。继而表现为一侧或双侧上肢麻木、疼痛无力、握力减退、持物易坠,不能完成精细动作,如扣纽扣、夹花生米等。颈部发僵,颈后伸时上肢或四肢窜麻。胸、腹部或骨盆区有束带感。严重者行走困难,二便失禁或尿潴留,甚则四肢瘫痪,卧床不起。部分患者可表现出交感神经症状,如头晕、头痛、半身出汗。

颈棘突或棘突旁压痛,颈后伸、侧、弯受限。下肢肌张力增高,肌力减退。躯干部有感觉障碍,但不规则,临床上不能按感觉出现障碍的水平定位病变节段。下肢多有感觉障碍。生理反射亢进:肱二、三头肌腱反射,桡骨膜反射,跟、膝腱反射均亢进。病理反射阳性:如 Hofman 征阳性,踝阵挛、髌阵挛阳性,巴宾斯基征阳性,Chaudack 征阳性。浅反射如腹壁反射,提睾反射多减退或消失,肛门反射常存在。部分患者可出现感觉分离,即同侧触觉,深感觉障碍,对侧痛、温觉消失但触觉正常。此多在脊髓半侧受压而引起的 Brown-Sequard 综合征中出现。

1.X 线检查

颈椎正侧及双斜位片可见颈椎曲度变直或向后成角,多节椎间隙狭窄,椎后缘骨质增生,钩椎关节增生致椎间孔变窄,项韧带钙化。侧位片上椎管矢状径与椎体矢状径比值＜0.75,可认为有椎管狭窄。椎管正中矢状径数值多在13.0 mm以下。

2.CT 检查

可见椎体后缘骨赘,或后纵韧带骨化、黄韧带肥厚或钙化,颈椎间盘突出。测量椎管正中矢状径,数值＜10.0 mm,提示椎管绝对狭窄,脊髓受压。

3.MRI 检查

MRI 对颈椎间盘退行性变以及脊髓受压迫程度均能较清晰的显示。$T_2$加权像可见间盘髓核信号减低,突入椎管、硬膜囊受压,出现压迹。在 $T_1$加权矢状面和轴状面上,均能清晰地显示脊髓受压程度,硬膜囊变形和蛛网膜下腔狭窄情况。长期脊髓受压,$T_1$加权像上表现为低信号,在 $T_2$加权像上表现为高信号或局限性高信号灶。此外,MRI 亦能显示骨质增生及神经根和椎间孔改变。

4.脊髓造影

可以了解脊髓受压的部位和性质。

5.腰椎穿刺

多显示蛛网膜下腔完全梗阻或部分梗阻,提示脊髓有受压现象,但不能确定受压部位和原因。注意排除假阳性及假阴性结果。

(六)混合型颈椎病

多见于中老年人,体力劳动者多见。具有两型或两型以上颈椎病的症状和体征(具体表现见前述各型颈椎病的临床表现)。X 线检查可见颈椎广泛骨质增生、椎间隙变窄、钩椎关节增生,椎间孔变窄,或椎体节段失稳、项韧带钙化等。必要时可行 CT、MRI、椎动脉造影、经颅多普勒等辅助检查。

### （七）其他型颈椎病

吞咽困难。①轻度：仰头位时吞咽困难明显，低头时减轻。当吞服硬质食物时更加困难，有的可表现为食后胸骨后有烧灼感和刺痛感。②中度：不能吞食硬质食物，只能吞食软质食物，或流食、半流食。③重度：只能进食牛奶、豆浆、水等液体。颈部肌肉酸痛、紧张。或伴有神经根型、椎动脉型、脊髓型或交感型颈椎病的表现，尤其以交感神经紊乱症状较为多见。

X线检查：颈椎侧位片可见颈椎椎体前缘有典型的鸟嘴样骨赘，或相连形成骨桥。好发部位多在 $C_5 \sim C_6$ 间隙。钡透可清晰地观察到食管受压狭窄的程度及狭窄的部位。一般情况下 X 线即可确诊无须做 CT 和 MRI 检查。

## 四、治疗

治疗颈椎病的方法有很多，可根据类型、病情轻重、病程长短以及患者的健康状况来进行选择。

### （一）非手术疗法

#### 1.中药治疗

（1）中药内治法。

1）风寒湿证：表现为颈肩臂疼痛，麻木，颈部活动不利、僵硬，恶风寒，无汗，全身皮肤发紧、口不渴。舌质淡红，苔薄白，脉弦紧。治宜祛风散寒除湿，通络蠲痹止痛。方用蠲痹汤加减。如寒湿偏盛可加熟附子 10 g，若上肢麻痛较重可加蜈蚣2 条、全蝎 3 g，以通经络。

2）气滞血瘀证：表现为头颈、肩背、上肢麻木，疼痛多为刺痛，痛有定处，夜间加重。或有手部大、小鱼际肌萎缩。可兼有面色不华、倦怠少气。舌质紫暗，或有瘀点瘀斑，脉弦涩或细涩。治宜活血行气，通络止痛。方用身痛逐瘀汤加减。如兼有面色不华、倦怠乏力症状者可加党参 10 g、黄芪 15 g、白术 15 g、茯苓 15 g。如病久不愈，肢麻较重者加全蝎 5 g、蜈蚣 3 条，以加强通络之功。

3）脾肾虚寒证：表现为颈部冷痛，肩臂麻木，窜痛，颈部僵硬发板。四肢不温，畏寒喜暖，疲乏无力。舌淡胖，苔薄白，脉弦细弱。治宜温阳益气，舒筋活络，行气止痛。方用黄芪桂枝五物汤加减。若兼有气虚头晕者可加天麻 15 g，若肾阳不足明显者可加狗脊 15 g、鹿角胶 10 g。若麻痛甚者可加制草乌 10 g、全蝎 5 g以加强通络止痛的功效。

4）肝阳上亢证：表现为眩晕，耳鸣，头痛，听力下降，失眠多梦，面红，目赤，性情急躁易怒，腰膝酸软，肢麻震颤。舌红少津，脉弦细。治宜平肝潜阳，活血通络。方用天麻钩藤饮加减。若肝火旺,口苦,咽干者可加川楝子 15 g、麦冬 12 g、菊花 12 g。若肾阴虚明显可加黄柏 12 g、知母 20 g、玄参 15 g。若眩晕、耳鸣较重者可加牡蛎 15 g、代赭石 12 g。

5)痰浊中阻证:表现为头重头晕,恶心,泛泛欲呕,肢倦乏力,胸脘痞闷,纳呆,甚则昏厥猝倒。舌淡,苔白厚腻,脉濡滑。治宜燥湿化痰,通络止痛。方用二陈汤加减。若恶心重者可加代赭石 15 g,降逆止呕。若郁久化热,痰热明显者加郁金 15 g、黄芩 12 g。若失眠多梦者可加莲子肉 15 g、夜交藤 15 g。

6)气血两虚证:表现为头晕,目眩,面色苍白,身疲乏力,四肢倦怠,心悸气短。舌质淡,苔薄白,脉细无力。治宜益气养血,通络止痛。方用归脾汤加减。若兼有寒象者可加熟附子 5 g、肉桂 10 g;心悸明显者可加五味子 10 g、麦冬 15 g;兼有气虚血瘀者可加桃仁 15 g、红花 15 g、葛根 15 g、丹参 15 g。

7)肝肾亏虚证:表现为颈肩臂疼痛,麻木,可向臂、手部出现放射痛。颈部活动不利症状,可因劳累或寒冷后而加重,可同时兼有腰酸膝软、头晕眼花、耳鸣、耳聋、倦怠乏力的症状。舌质暗红,脉沉细弱。治宜补肝益肾,宣痹止痛。方用芍药甘草汤加减。若兼有寒湿症状可加熟附子 5 g、肉桂 10 g。气虚明显者可加黄芪 15 g、党参 15 g。

(2)中药外治法。

1)贴法:具有活血化瘀,通络止痛,祛风散寒的中药,外贴于患处对各型颈椎病均可起到较好的辅助治疗作用。因其可改善局部肌肉痉挛,促进血液循环,缓解局部症状。

狗皮膏、麝香壮骨膏、风湿止痛膏等外贴于颈部病变节段处的皮肤。

颈痛贴膏(经验方,羌活 15 g,独活 15 g,秦艽 12 g,桑枝 12 g,川乌 20 g,草乌 20 g,桂枝 15 g,徐长卿 15 g,白芍 20 g,五加皮 15 g,刘寄奴 20 g,乳香 15 g,没药 15 g,伸筋草 25 g,透骨草 20 g,川椒 10 g,海桐皮 15 g,上述诸药,共研细末,以饴糖调匀)外贴于患处。若寒邪较重者加细辛 10 g、附子 10 g。

伸筋活络膏(经验方,熟地黄 75 g,狗脊 50 g,制乳香 50 g,制没药 50 g,土鳖 20 g,制马钱子 20 g,羌活 30 g,独活 30 g,细辛 20 g,川椒 20 g,川乌 20 g,草乌 20 g,艾叶 20 g,防风 20 g,红花 30 g,威灵仙 50 g,杜仲 50 g,上述诸药,共研细末,以饴糖或蜂蜜调匀)外贴于患处。本方对于肝肾亏虚,复感风寒之邪而发病者有较好的疗效。

2)擦法:用伤筋药水、活血酒等擦剂,每天擦揉颈部患处,可缓解肌肉痉挛,活血止痛,适用于作为其他疗法的辅助疗法。

3)热熨法：①煾敷合剂由伸筋草、透骨草、木瓜、红花、香加皮、威灵仙、制川乌、制草乌、花椒组成。上药共为粗末，搅匀，装布袋封口，放入水盆内煮沸后，趁热(勿烫伤皮肤)外敷于患处，每次使用时间在 1 小时以上，凉后可加热后继续使用。每剂药可用 5～6 次。本方具有温经通络，舒筋散结，驱寒止痛的功效。②止痛散由防风、荆芥、当归、艾叶、丹皮、鹤虱、升麻各 20 g，透骨草、赤芍、苦参各 30 g，川椒 10 g，甘草 10 g，海桐皮 20 g 组成。上药共为粗末，搅匀，装布袋封口，上笼蒸热后外敷于患处，每次使用 1 小时，凉后可加热继续使用。本方具有舒筋活络，活血止痛之功。

**2.手法治疗**

推拿治疗颈椎病，可调整颈椎内外平衡状态，恢复颈椎正常生理曲度，扩大椎间隙，消除神经根炎性水肿，缓解肌肉痉挛，改善局部血液循环状态。多采用理筋整复，理气活血的手法。

(1)治疗颈型颈椎病手法。

1)牵引揉捻法：患者取端坐位，医者立于患者背后，先以㨰法放松颈肩部、上背部约 5 分钟，再按揉捏拿颈项部，然后以牵引揉捻法操作：双手拇指分别置于两侧枕骨乳突处，余四指环形相对，托住下颌。双前臂压住患者双肩，双手腕立起，牵引颈椎。保持牵引力约 1 分钟，同时环转摇晃头部及作头部的前屈后伸运动数次。然后医者改为左手托住下颌部，同时用肩及枕部顶在患者右侧颞枕部以固定头部，保持牵引力下以右手拇指按在痉挛的颈部肌肉处作自上而下的快速揉捻，同时将患者头部缓缓向左侧旋转，最后以颈部的散法和劈法结束治疗。

2)拔伸推按法：患者取坐位，医者站于患者侧前方，一手扶住患者头部。另一手握住患者右手 2～5 指，肘后部顶住患者肘窝部。令患者屈肘，然后医者一手推按头部，另一手将患者上肢向相反方向用力。最后以劈法和散法放松软组织，结束治疗(做完一侧后，接着做另一侧)。

(2)治疗神经根型颈椎病手法：患者取端坐位，医者立于其身后，先以轻柔的按揉手法，或用拇、示指相对揉，或用掌根揉，在颈项肩背部操作 5～10 分钟，以充分放松痉挛的肌肉，找到局部的痛点或筋结后，以拇指做轻重交替的按揉顶压和弹拨手法，以局部产生酸、胀感为宜，此手法不宜过重。然后点揉肩中俞，提拿肩井数次，再以拇指点按风池、风府、大杼、大椎、肩髃、肩外俞、曲池、手三里、合谷、内关、外关等穴。拿揉颈项部、三角肌及上臂、前臂肌肉数次，再以㨰法在颈项肩背部大范围操作，松解粘连、镇痉止痛。然后以示、中指搓揉两侧颈肌、斜角肌、胸锁突肌、斜方肌、肩胛提肌。待颈部肌肉完全放松后，行扳法。医者以左肘置于患者颌下,右手托扶枕部,在牵引力下轻轻摇晃数次,使颈部肌肉放松。保持牵引力,使患者头部转向左侧,当达到有固定感时,在牵引下向左侧用力,此时可听到一声或多声弹响。本法可旋完一侧再旋另一侧,最后以劈法和拍法结束治疗。

(3)治疗椎动脉型颈椎病手法:手法操作要求柔和沉稳,不可用暴力、蛮力,否则可加重病情。患者取端坐位,医者立于患者身后,先以轻柔的摞、按、揉等手法在颈项肩部施术,放松局部痉挛的肌肉,然后在颈项部痛点明显的硬性筋结处用揉捻法操作,力度宜轻柔。将筋结揉开后,以中、示指在两侧分别同时搓揉胸锁乳突肌和斜方肌。再以揉拿的手法按揉捏拿颈项及肩井。并以拇指分别点按风池、风府、大椎、天宗等穴。触及颈项部觉肌肉已放松后可行扳法。以左肘置于患者颌下,右手托扶枕部,使患者头部转向左侧,当感觉有固定感时,在牵引力下向左侧用力,此时可听到一声或数声弹响。本法操作完左侧可再旋右侧,最后以劈法和拍法结束治疗。

(4)治疗交感型颈椎病手法:在治疗本病时,推拿手法要轻柔,切不可用力,否则必会加重患者的症状。患者取端坐位,医者立于患者身后,先以掌根揉、拇、示指揉拿等在患者颈项肩背部操作 5 分钟,放松项肩部肌肉,然后在胸锁乳突肌找到筋结或痛点后即重点施以揉捻点按等手法。临床观察,如筋结出现在右侧胸锁乳突肌下端,患者多表现为咽部症状;如出现在左侧胸锁乳突肌下端,多表现为胸痛;如出现在左侧胸锁乳突肌中部,多表现为类冠心病样心绞痛。手法操作时可根据症状寻找相应部位的筋结和痛点。医者以点穴手法分别点按百会、风池、风府、大椎、大杼等穴位。以摞、揉、捏等手法在颈项、肩背等处再重复操作数次。最后以扳法结束治疗。扳动时医者先以左肘置于患者颌下,右手托扶患者枕部,嘱患者放松颈部肌肉,保持牵引力,使患者头部转向左侧,当感到有固定感时,在牵引力下向左侧用力,此时可听到一声或数声弹响。扳完一侧再行另一侧扳动,操作方法同前一侧。

(5)治疗脊髓型颈椎病手法:按中医辨证将本型分为痹证型和痿证型,对于脊髓型颈椎病痹证型有较好疗效,运用舒筋活络、活血止痛、理筋整复的手法治疗脊髓型颈椎病,使局部气血通畅,突出的颈椎间盘移位,改变脊髓与致压物的解剖关系,松解局部粘连,最大限度地减轻脊髓受到的压迫,以利脊髓表面血液供应,促使脊髓功能的恢复。而痿证型疗效较差,因而建议手术治疗。

操作:患者取端坐位,医者立于其身后,先以轻柔的摞、按、揉手法在颈部操作,放松颈部肌肉 2～3 分钟。脊髓型颈椎病者病位深在,深层组织肌肉痉挛僵硬较甚,故主张治疗的手法力度宜深在、有力。触及颈项部的压痛点及痛性筋结后以持续、有力、沉稳的揉捻手法施术,同时配以点按和弹拨手法。拿揉颈项、肩背部,同时做头部的前屈、后伸、侧屈及左右旋转活动。点按风池、风府、天柱、大杼、大椎、肩井、肩中俞等穴位致局部产生酸、麻、胀的感觉。医者以扳法结束治疗,以左侧扳法为例,即先以左肘放于患者颌下,右手托扶患者枕部,在牵引力下轻轻摇晃数次,放松颈部肌肉,保持牵引力,使患者头部转向左侧,当达到有固定感时,在牵引力下向左侧用力,此时可听到一声或多声弹响。做完左侧再行右侧扳法治疗。

注意事项:手法操作应在明确诊断的基础上进行。手法宜严格按照适应证和禁忌证。操作时手法宜轻柔沉稳,切忌粗暴。治疗时可配合颈牵、理疗等可收到较好的疗效。防止肩颈部受凉,注意保暖,同时进行颈部功能锻炼。

3.针灸疗法

针灸治疗不能从根本上治愈本病,常需与推拿、颈牵、药物等疗法相配合才能达到较好的治疗效果。

(1)针法。

1)毫针。

取穴:风池、颈夹脊、天柱、肩井、肩中俞、阿是穴、肩外俞、肩髃、曲池、手三里、外关。

操作:急性期麻痛较重时可用泻法刺激,症状缓解后用中等量刺激。针刺时可留针30分钟。每次选穴5~7个穴位,每天1次,10次为1个疗程。

2)梅花针。

取穴:阿是穴、风池、风府、大椎、颈夹脊等。

操作:从上到下叩刺,阿是穴可重叩,以局部微出血为宜。每天治疗1次。

3)耳针。

取穴:颈椎、神门、肝肾等相应部位。

操作:以强刺激捻转数秒后,留针约30分钟,每天治疗1次。

4)电针。

取穴:同毫针法的取穴。

操作:选3~5对穴位,用疏波或疏密波,电流输出量应从小到大,或以患者能忍受为度,每天治疗1次,每次30分钟。

(2)灸法。

取穴:可同毫针法的取穴。

操作:可用艾条灸、艾炷灸、温灸器灸。每次选穴 3～5 个,灸 30 分钟,每天 1 次,10 天为 1 个疗程,1 个疗程结束后间隔 2～3 天可行第 2 个疗程治疗。

#### 4.小针刀疗法

本法适用于神经根型颈椎病的早期治疗。大多数患者的症状可得到缓解。操作时宜在棘间、棘旁压痛明显处或触摸到肌肉痉挛较明显或形成条索并有压痛处行棘间韧带和头夹肌松解。亦可在相应痛点较明显处行棘间椎板间黄韧带松解。对于项背部筋膜、颈项肌肌腱处的痛点也可行松解。由于颈部解剖关系复杂,神经血管较重要,针刀操作时一定要仔细、稳妥,定位准确,以免造成不必要的损伤。

#### 5.中药离子导入疗法

(1)川芎 40 g,当归 40 g,川乌 20 g,草乌 20 g,羌活 30 g,秦艽 30 g,威灵仙 20 g,透骨草 30 g,伸筋草 30 g,葛根 30 g,桂枝 30 g,白芷 20 g,红花 25 g,丹参 25 g,赤芍 25 g,上药加水 1 500 mL,煎至 1 000 mL,过滤后浓缩至 500 mL 备用。

治疗时患者取俯卧位,以 10.0 cm×12.0 cm 的绒布垫浸透药液,水平放置在颈部病变部位,上置一铅板接于电疗机的阳极,肩胛部(患侧)亦置一湿绒布垫及铅板,接于电疗机的阴极。最初电流量 15～20 mA,以后可逐渐减至 10 mA,每次治疗 25～30 分钟,每天 2 次,12 天为 1 个疗程。

本法对于颈椎病症状明显如颈肩臂麻木、疼痛、颈肌痉挛、颈部僵硬发板等,疗效较好。可以改善局部的血液循环,促进炎性介质的代谢,消除水肿,改善症状。

(2)葛根、桂枝、川乌、草乌、赤芍、川芎、生南星各 100 g,乳香、没药、羌活、当归、伸筋草、白芷、藁本各 50 g,干姜 70 g,细辛 30 g。上药加水 3 000 mL,浸泡 4 小时,以文火煎至 1 000 mL,过滤后浓缩至 500 mL 备用。

治疗时,患者取俯卧位,将药液均匀洒在 10.0 cm×12.0 cm 绒布垫上,置于颈项后,上置一铅板接于电疗机的阳极,肩胛部(患侧)亦置一清水浸过的湿绒布及铅板,接于电疗机的阴极,调节输出电流强度至 10 mA,或以患者能忍受为度,每次治疗 25～30 分钟,每天 2 次,以 10 天为 1 个疗程。间隔 3 天可行第 2 个疗程治疗。

本法对颈椎病症状明显时出现的头晕、头痛有一定的辅助治疗作用。

#### 6.牵引疗法

可行坐位或卧位的颈椎牵引,多采用枕颌带牵引。颈牵重量宜在 5～10 kg,

以患者能忍受程度及不出现不良反应为原则。牵引角度可采用中立位或略屈曲约 15°位。每次牵引 30～40 分钟，每天2次，15 天为 1 个疗程。本法可被动扩大椎间隙、椎间孔，减轻神经根压迫刺激，利于水肿消除，也可松解局部粘连，并调整脊椎的内外平衡。牵引后如症状加重，不宜再用。

7.封闭治疗

复方丹参注射液或复方当归注射液 5 mL 加 1％普鲁卡因 5 mL、醋酸确炎舒松 25 mg 行痛点封闭，多可使症状缓解，并促进病损组织修复，效果较好。7 天1 次，3 次为 1 个疗程，治疗时可行深部压痛点如棘突、棘间或椎旁、肩部等处的注射，注射时应回吸后再注药，以免刺入血管引起不良反应。

8.物理治疗

采用超短波、磁疗、蜡疗、红外线疗法，以及低、中频脉冲电刺激疗法、水疗等疗法治疗，可消炎消肿，镇痉止痛，缓解肌肉痉挛，降低纤维结缔组织张力，松解粘连，软化瘢痕，以起到促进神经、肌肉和关节运动功能恢复的作用。

9.西药治疗

当颈肩臂疼痛较为剧烈，睡眠休息均受到影响时，可服用消炎镇痛类药物，如芬必得、氯唑沙宗片和镇静催眠药等。如症状不缓解亦可静脉滴注脱水药如20％甘露醇，静脉快速滴入，或肌内注射呋塞米 20 mg，每天 1 次。平素可口服维生素 $B_1$ 和维生素 $B_{12}$ 以促进神经组织的能量供应，改善神经组织的代谢和功能。

10.局部制动

颈椎病患者一般不需要固定，但在颈椎病急性发作期可适当固定颈部。这样可限制颈椎活动和保护颈椎，减少神经根的磨损，减少椎间关节创伤性反应，有利于组织水肿的消退，巩固疗效，防止复发。常用的颈部固定工具是围领和颈托，它们可用纸板、皮革和石膏制作。一般固定于颈椎中立位，硬纸板围领可连续应用 1～2 周。如佩戴时间较长，可以引起颈部肌肉萎缩，关节僵硬，以及对围领的依赖性。并且在突然解除后往往症状加重。而石膏围领主要用于手术治疗后的患者。

11.练功疗法

颈椎病患者需要适当休息，但不能绝对化。需积极地进行功能活动，以调整颈椎和周围软组织的关系，缓解脊髓及神经根的病理刺激，改善血液循环，松弛痉挛肌肉，增强肌力和颈椎的稳定性，缓解颈椎病的症状。

在颈椎病的急性发作期应以静为主，动为辅；在慢性期以动为主，做与项争力、左顾右盼、哪吒探海、回头望月等活动,各做 3～5 次。但椎动脉型颈椎病患者不宜作颈部的旋转运动。此外,还可做体操、打太极拳、练八段锦等运动。

### (二)手术治疗

手术治疗主要是解除由于椎间盘突出、骨赘形成或韧带钙化所致的对脊髓或血管的严重压迫,以及重建颈椎的稳定性。脊髓型颈椎病一旦确诊,经非手术治疗无效且病情日益加重者应当积极行手术治疗;保守治疗无效或疗效不佳、反复发作的其他各型颈椎病,应考虑行手术治疗。手术包括前路手术、后路手术及微创手术。

### 1.前路手术

前路手术为肌间隙入路,软组织破坏少,可直接去除脊髓前方的压迫物,且手术过程中撑开椎间隙能有效恢复颈椎生理曲度,神经功能改善率高,有较好的长期疗效,故在临床上得以广泛应用。主要术式包括颈前路椎间盘切除减压融合术(anterior cervical discectomy and fusion,ACDF)、颈前路椎体次全切除减压融合术(anterior cervical corpectomy and fusion,ACCF)、颈前路混合式减压融合术(anterior cervical hybrid decompression and fusion,ACHDF)、零切迹颈前路椎间融合术(zero-profile anterior cervical interbody fusion,Zero-PACIF)、颈椎间盘置换术(cervical disc replacement,CDR)

(1)ACDF:ACDF 被认为是治疗颈椎病的"金标准"。术中仅需切除病变椎间盘和增生骨赘,并可视情况再对后纵韧带进行处理。ACDF 具有通过解剖间隙显露清晰的手术视野、相对保持颈椎的正常曲度、手术时间短、创伤小、出血少等优点。内固定物的应用使该术式的融合率提高,颈部制动时间缩短,提高了临床疗效。传统 ACDF 存在视野受限致减压不彻底或损伤硬膜等问题,因此,近年来在显微镜下行 ACDF,减少了出血量,使手术更加精细安全。

(2)ACCF:相对于 ACDF 来说,ACCF 的椎管减压范围大,减压较为彻底,术中可在直视下去除病变的椎间盘及椎体后方骨赘,从而解除病变节段脊髓的机械性压迫,手术效果较满意。但 ACCF 较 ACDF 出血量大,$C_5$ 神经根麻痹和内置物移位发生率也高于 ACDF。

(3)ACHDF:鉴于长节段 ACCF 存在出血量大、钛网沉降率高、破坏脊柱稳定性等问题,而多节段 ACDF 存在视野显露不清晰、减压不易彻底等缺点,近年来,根据患者具体情况选择性进行 ACDF 联合 ACCF。临床上一般根据节段的压迫程度选择术式,压迫严重的节段采用 ACCF,压迫较轻的节段采用 ACDF。相比单纯多节段 ACDF 减少了植骨面,同时在压迫严重的节段采取 ACCF,可获得更佳的手术视野及操作范围,也减小了钛笼长度,降低了长植骨块导致的术后置入物脱出及沉降的风险且增加了融合率。

(4)Zero-PACIF:传统前路手术常结合钛板固定,但钛板会导致患者术后吞咽困难。为了解决此问题,Zero-PACIF 应运而生。有研究表明使用 Zero-PACIF 有效减少了术后吞咽困难,能够降低邻近节段骨化发生率,获得更高的融合率。

(5)CDR:虽然 ACDF 作为颈椎病治疗的"金标准",但 ACDF 丧失了相应节段的运动功能并加速了相邻椎体的退行性变。CDR 可保留颈椎的运动功能,减少相邻节段的应力从而延缓退行性变,但因其严格的适应证导致其在颈椎病的治疗方面的报道不多。

2.后路手术

颈椎病的压迫不仅来自前方,也可来自后方的黄韧带肥厚或钙化,如前后同时存在压迫且前方压迫严重,直接行前路手术风险较高,后路手术因操作相对简单,手术风险及不融合率低等优点被术者和患者所接受。

(1)椎板切除术:1970 年前,椎板切除术被认为是治疗多节段颈椎病的标准术式,但由于手术使颈后部的肌肉韧带及骨性结构受到巨大破坏,且单纯的椎板切除术发生颈椎不稳、曲度改变、鹅颈畸形、轴性症状等并发症风险较大。为此,出现椎板切除术联合侧块或椎弓根螺钉固定术式。有研究表明,联合侧块螺钉内固定术,生物力学稳定性明显大于单纯椎板切除术,有效降低了椎体不稳及后凸畸形发生率,椎弓根螺钉生物力学强度优于侧块螺钉,因此椎弓根螺钉技术对于老年多节段颈椎病伴骨质疏松症的患者优势更明显,但该术式操作要求高,风险大,术后仍存在颈椎曲度恢复不良及轴性症状。

(2)椎管扩大椎板成形术:鉴于椎板切除术会破坏颈后部组织,术后并发后凸畸形,颈椎活动度降低等缺点,1977 年日本学者提出了椎管扩大椎板成形术,分为单开门与双开门,均通过后方对椎管进行减压,使脊髓向背侧移位从而解除压迫。此类术式是用磨钻在椎板和双侧椎间小关节之间磨出骨槽,一侧完全切断椎板,另一侧则需保留椎板内侧骨皮质。而固定椎板方法有锚钉法、微型钛板法等。微型钛板能够提供刚性支撑,可有效预防术后再关门,保留颈椎活动度,防止曲度丢失,可控制开门角度,预防 $C_5$ 神经根麻痹。单开门手术适用于大多患者,耗时少、损伤小、术式简单,但术后成形的椎管不符合颈椎的生物力学特性,术后易形成瘢痕及硬膜粘连。双开门手术在达到椎管减压效果的同时保留了颈椎后部的结构,符合颈椎的生物力学特性,相比单开门能更好地维持颈椎稳定性,且术后硬膜粘连及再关门发生率低。

### 3.前后联合入路手术

对巨大颈椎间盘突出症或颈髓前方置压物超过 3 个节段的 OPLL 等患者，单纯使用颈前入路术式易损伤脊髓，而颈后入路术式常常无法得到满意的减压效果，因此可考虑选择颈前后入路联合术式以达到满意的治疗效果。但一期完成手术较单次前入路或后入路手术创伤大、时间长，因此高龄患者或状态较差的患者应慎用。

### 4.微创手术

随着微创治疗概念在临床治疗中的普及，微创脊柱外科技术亦得到较快发展。1963 年首次报道了颈椎间盘髓核化学溶解术，之后颈椎间盘臭氧治理术、颈椎间盘经皮切吸术、颈椎间盘经皮激光汽化减压术及低温等离子颈椎间盘射频消融髓核成形术（PCN）等逐渐被报道并应用于临床，且短期疗效肯定。该类手术的基本原理类似，均需要在 C 型臂 X 线机辅助下，通过药物或器械完成溶解或切除髓核，以达到间盘内减压的目的。国内于 2001 年开始将 PCN 技术应用于脊柱微创外科，常用术式包括经皮穿刺颈椎间盘切除术（percutaneous cervical disectomy，PCD）、经皮穿刺激光汽化椎间盘减压术（percutaneous laser disc decompression，PLDD）、经皮化学溶盘术、经皮射频消融髓核成形术、经皮椎间盘臭氧分子消融术等。其基本原理为使用物理或化学方法取出或消耗部分椎间盘内髓核，以降低椎间盘内压力，减轻椎间盘突出程度，缓解脊髓或神经根的压迫，有一定的临床效果。其缺点在于穿刺过程可能引起神经、血管损伤以及感染等并发症。近年来，经皮内镜下髓核除术（percutaneous endoscopic cervical discectomy，PECD）开展得如火如荼，尤其是脊柱内镜下颈后路开窗减压髓核摘除术（Key-hole）应用日益广泛。Key-hole 手术对直达病变节段上下椎体外缘与关节突关节内侧交汇处精准定位，此处常常因为椎间盘突出、骨质增生、韧带肥厚等造成局部椎间孔狭窄，进而卡压神经根造成神经症状。具体操作时用高速磨钻将此区域打开，剪除增生骨质及韧带，避绕神经根对从前方凸向后方的椎间盘进行摘除，达到局部减压的目的，因破坏正常骨质较少，并不影响正常椎体的稳定性，并且该手术只是摘除突出的椎间盘，并使用射频刀头对破损纤维环瘢痕化，并不对固有整体椎间盘造成破坏，减少了医源性颈椎不稳的发生。Key-hole手术属微创手术，具有创伤小、出血少、术后恢复快的特点，但必须把握严格的手术适应证，一般对于脊髓型颈椎病、多节段颈椎病甚至颈椎畸形等并不适用，下位颈椎由于透照时受肩膀干扰，也应酌情选用。随着颈椎微创技术的不断发展，相信此项技术的适应证将会不断扩展。

# 第二节 创伤性寰枢椎失稳

创伤性寰枢椎失稳是由于寰椎向前或向后脱位,导致上段颈脊髓受压以致患者出现颈肩上肢疼痛,甚至四肢瘫痪,呼吸肌麻痹而死亡。本病在临床上是很多见的,应及时进行诊断处理。寰枢关节旋转性固定属中医学"筋痹""颈小关节错缝"范畴。

寰、枢椎有其解剖和功能的特点。寰椎上方和颅骨底部的枕骨髁组成寰枕关节。寰、枢椎之间有4个关节,中部及外侧各有2个关节。在中部,齿状突和寰椎前弓中部组成前关节,齿状突和横韧带组成后关节,称为齿状突关节,寰椎外侧由两侧侧块下关节面和枢椎上关节面组成关节突关节。该关节的关节囊大而松弛,关节面较平坦。活动范围较大,椎间无间盘组织,即局部的解剖结构不够坚固,受到外力容易发生寰枢椎半脱位。寰枢关节的主要功能为旋转活动,颈椎的旋转功能由整个颈椎完成。在寰、枢椎中部和外侧关节的协同动作下,头部可向一侧旋转 $30°$ 左右, $C_{3\sim7}$ 的旋转功能为 $60°$ 左右,整个头部通过颈椎的旋转动作可达 $90°$。

枢椎齿状突在寰椎前弓中部后方,齿状突后面的横韧带附着于寰椎两侧侧块。寰椎前弓、横韧带及两侧侧块在齿状突周围组成一个骨纤维环,加上附于齿状突的翼状韧带及齿尖韧带,可防止齿状突向各方向移位,其中横韧带的结构尤为重要,防止头部前屈位时寰椎向前移位;齿状突上方两侧强韧的翼状韧带向外上方止于枕骨髁内侧面,限制头部过度的旋转和侧屈活动;齿状突尖端的细小韧带和枕骨大孔前缘相连,为脊索遗迹。

## 一、病因病理

寰枢椎半脱位是临床上较常见的病变,除上颈椎先天性畸形病因外,头颈部外伤是寰枢椎半脱位的重要病因,头颈部外伤所致的枢椎齿状突骨折亦为病因之一,头部遭受打击,体育运动和交通事故是常见的损伤原因。通常损伤暴力并不大,轻度扭转外力就合并发生半脱位。有关本病的病因和病理变化,按少年、儿童和成人组分别讨论如下。

### (一)青少年和儿童的寰枢椎半脱位

发育正常的寰枢椎,在颈部过伸,或过屈,或扭旋外力作用下,也可形成寰枢椎脱位或齿状突骨折,易损伤上颈部脊髓造成立即死亡或四肢全瘫。2~6岁患儿可由于头肩部着地,颈部受到急性外伤;外伤时颅骨连同寰椎在枢椎上方发生旋转伤力,使寰枢椎间关节囊及翼状韧带损伤而引起寰枢椎半脱位。患儿伤后下颌移向患侧,呈现斜颈体征。部分患儿如颈椎屈曲性伤力较大,可同时引起寰、枢椎移向前方的半脱位。青少年可由于跳水时头部触及游泳池底受伤。颈椎屈曲位损伤时,颅骨和寰椎过度前屈,寰椎横韧带受到枢椎齿状突向后的伤力而引起寰椎前脱位。

### (二)成年人寰枢椎半脱位

成年人寰枢椎半脱位的病因多由头颈部外伤所致。颈椎受到屈曲性外伤可引起不同程度的寰椎前脱位。由于外伤应力呈多方向性,临床上常表现为寰椎向前、侧及旋转等方向移位。

根据本病发病特点,中医学认识其病因病机如下。

血瘀气滞,颈筋失养:素体气虚或有颈部扭挫伤迁延不愈者,导致营卫失调,气血不畅,血瘀气滞,不能濡养颈筋而发生筋挛、短缩。如果长期痉挛,局部气血更加郁滞,筋脉更加失养,以致形成恶性循环,而发为本病。

肝血不足,筋失充养:中医学认为,"肝主筋,其华在爪""肝气衰,筋不能动"。说明肝藏血、主筋,肝血不足,筋脉失养,其功能就会出现异常,症见项强、筋拘挛短缩等。

## 二、临床症状

寰椎在枢椎上方向前、旋转及侧方等半脱位病变,依脱位程度及不同病情可有轻重之别,因为多无外伤史,或只有轻微外伤史。但少数有炎症者可能发热38~40 ℃,此时应密切注意,防止发生死亡。

头痛和出现颈项肌痉挛,颈项部疼痛,并可向肩、臂放射。头部以旋转受限为主要症状。寰椎前脱位时,前弓突向咽部,可表现为声音细小和吞咽困难,而枢椎棘突则后突明显可有压痛,如为单侧脱位,头偏脱位侧,下颌则转向对侧,患者多用手托持颌部。

单独寰椎脱位一般无脑部症状,当寰椎脱位使椎动脉弯曲时,或发生部分或完全闭塞时,可出现椎-基动脉供血不全症状,如头痛、眩晕、耳鸣、视力模糊等症状。寰椎向前半脱位,位于寰椎横突孔中的椎动脉受到牵扯而引起椎-基底动脉系供血不足,前庭神经核或迷路缺血可引起眩晕症状;大脑后动脉支配的枕叶部视中枢以及眼动脉系缺血,患者可发生视力障碍。

颈髓部压迫性病变可引起肢体麻木、力弱或颈肌萎缩等症状和体征;延髓部缺血性病变多累及延髓外侧及前内侧,临床上表现为四肢运动麻痹、发音障碍及吞咽困难等症状。

### (一)X 线检查

X 线正位张口片可见齿状突中线与寰椎中心线不重叠,齿状突与寰椎两侧块之间的距离不对称,两侧块与枢椎体关节不对称或一侧关节间隙消失,齿状突向一侧偏歪,均是脱位现象。

X 线侧位片可见寰椎由水平位变为前倾位。寰枢椎后缘间隙明显加大、分离。寰椎前缘前下方滑移,齿状突可向后移位。

### (二)CT 检查

CT 诊断枢椎旋转性固定是很有用的,连续横截面扫描可显示寰枢椎旋转的程度。矢状位和冠状位图像可显示关节突间关节的序列,但大多数不能显示齿状突与寰椎分离。需结合 X 线平片诊断。

### 三、治疗

寰枢椎半脱位治疗比较容易。其方法包括复位牵引、固定、中药、针灸等疗法,也有些患者未采取任何治疗自然复位。只有少数患者需要手术治疗。其中寰枢椎脱位伴有高热者可导致突然死亡,在临床上尤应警惕。有发热入院者,应查找病灶,进行有效抗感染治疗,应作咽部和血培养。使用适当抗生素,并卧床休息,作颌枕带牵引制动,并加强护理和观察。中药内治法不能使斜颈恢复,但对缓解颈部疼痛、痉挛有所帮助,是配合非手术治疗的理想方法。

### (一)非手术治疗

#### 1.中药内治法

血瘀气滞证:表现为颈部痛,痛如针刺、固定不移、颈椎活动不利、僵硬发板,舌质紫暗,或有瘀点瘀斑,脉弦或涩。治宜活血化瘀,行气止痛。方用益气活血汤加减(《林如高正骨经验》:柴胡 10 g,当归尾 15 g,川芎 15 g,赤芍 12 g,桂枝 10 g,桃仁 12 g,红花 12 g,丹皮 10 g,桔梗 8 g,生地黄 8 g,甘草 5 g,陈皮 10 g,枳壳 12 g)。

肝肾亏虚证:颈部酸痛不适,病程较长、时轻时重,颈椎活动不利,同时伴腰膝酸软、头晕耳鸣、失眠多梦,或有五心烦热、颧红盗汗等症。舌质淡,或舌红、苔薄白、脉沉细弱。治宜补肝肾,益气血,强筋骨,止痹痛。方用独活寄生汤加减。

2.针灸

可选用大椎、曲池;或风池、合谷、足三里。

3.手法治疗

手法整复在充分了解病情后,方可治疗。一般不用麻醉。

(1)手法整复:患者取仰卧位,头探出床头,助手两手扳住两肩固定身体,医者用一手托枕部(头后),一手托下颏,使头处于仰位,进行拔伸。不论哪种类型,首先都用此法,拔伸力要逐渐加大,在拔伸情况下缓慢的进行头的轻度前后(即俯仰)活动和试探进行旋转活动,活动范围不能太大,以达到舒理筋络为目的。病情较轻的寰枢椎半脱位患者可行手法治疗。寰枢椎如有旋转移位,可行轻手法复位治疗。复位后在5~6周患者需限制颈部活动,后颈、肩部温热敷,定期复查,直至患椎稳定、症状缓解为止。病期较久的患者多有颈肌痉挛,手法复位较困难者,可作按摩或适当的颈部功能练习,以改善颈部活动范围,便于进一步手法治疗。症状较轻的患者可从事轻工作,预防头颈部外伤,需定期复查,采取适当的治疗措施。寰椎前脱位严重,有重度锥体束损害体征的患者,不宜行手法复位治疗。

(2)手法牵引复位:局部制动,《普济方》介绍颈椎骨折脱位用牵头推肩法治疗,让患者仰卧床上,医者坐于患者头前,用双手牵头,用双足踏在患者双肩上并用力向下推形成相对牵引以复其位。复位后可采用枕颌带牵引,牵引重量2~3 kg,牵引体位要使头过伸位,牵引时间3~4周,撤除牵引后,可用颈托固定,下床活动。病情较轻者,复位后不用牵引,可特制一高约12 cm,宽约8 cm,长约20 cm的枕头,放在患者颈后,使头呈过伸位仰卧休养即可。2~3周可以离床,换颈托固定之。

(3)持续枕颌带牵引:手法复位治疗有困难或不宜行手法复位治疗的寰椎前脱位患者,在儿童可取仰卧位,颈部在适当后伸体位下作了颏、枕部布带颈椎牵引;在成人做颅骨牵引治疗。经牵引治疗复位较满意时,需继续牵引6~8周,使关节囊韧带组织达到修复要求,保持寰枢关节相对的稳定。通常用枕颌正中位牵引,牵引时床头应抬高20~25 cm,牵引重量成人2.5~3 kg,儿童1.5~2 kg,可每天上午及下午各牵1~2小时,在牵引中拍片复查,调整牵引重量和方法。一般2~3天可复位,维持牵引2周,如已见复位则可用石膏颈围固定2~3个月解除。顽固的半脱位及陈旧性半脱位,应用颅骨牵引复位后可考虑行寰枢融合手术。

### (二)手术治疗

病情重,有颈脊髓压迫者,或寰枢椎脱位,齿状突骨折,或寰枢有骨质破坏,有枕颈融合,或颈融合而伴寰枢椎脱位者,该段颈脊柱不稳,可酌情选用下述手术治疗。

**1.枕颈融合术**

(1)手术适应证:①寰枢关节脱位,经持续牵引未能整复,但无瘫痪症状。或原有瘫痪症状已经消失者。②寰椎骨质破坏,如寰枢椎结核。③先天性枕骨寰椎融合,又伴发寰枢关节脱位者。

(2)手术要点:①颅骨 5～7 kg 牵引 2～5 周(成人),使脱位获得最大程度整复。②采用前后石膏床,前石膏床在病床旁制作,不改变牵引姿势,即头颈微后伸位。若准备采用全身麻醉,患者口中应咬住麻醉牙垫。石膏由头顶延伸到胸腹部,只显露口鼻与眼部,要仔细在额、颧、上颌、颈部塑形。数天后患者俯卧在前石膏床中,在预定切口盖上敷料,恰如术后伤口包扎状态,以免术后仰卧时头颈姿势改变或手术切口受压。③术中要确保头颈姿势的稳定,患者俯卧于前石膏床中,头颈姿势不能改变,头颈亦不能被推动,对脱位重的患者,最好是抬高手术床头,并维持颅骨牵引。④大块燕尾开髂骨植骨。将髂骨块上面修剪成斜形,使适应枕骨的斜面。骨块下段修剪成燕尾形,使能跨过 $C_2$ 棘突,骑坐在椎板上,以一根短螺钉将骨块固定在枕骨上。在 $C_2$ 棘突两侧各放一小骨块,以钢丝经钻孔绑住小骨块与棘突,用此小骨块将髂骨块下段压向椎板,另放碎骨块于植骨块周围。⑤术后仍须注意头颈姿势的稳定,继续颅骨牵引,拆线后包头颈胸石膏,然后停止牵引,术后石膏固定 4 个月。

**2.寰枢椎融合术**

(1)手术适应证:①寰枢关节脱位经颅骨牵引已复位者,或在头颈过伸位能自然整复的寰枢关节不稳定。②牵引后脊髓受压症状已完全消失,而脱位尚未能完全整复者。选择患者时,要求其脱位整复改善达 2 mm,且椎管前后径已>14 mm。

(2)手术要点:①俯卧位,纵向颅骨牵引。头颈不宜屈曲或后伸,因屈曲会使脱位加重,而后伸又不利于显露寰椎后弓。②切开皮肤以后,使用电刀在中线逐层切开,从枕外隆凸到 $C_5$、$C_6$ 棘突。依次剥离枕骨骨膜,枢椎椎板,最后剥离寰椎后弓膜。③如脱位未完全整复者施行寰枢椎融合术时,不切开寰枕后膜与寰枢后韧带。在剥离寰椎后弓背面的骨膜之后,谨慎剥离其上下缘骨膜。然后,用尖端1～2 cm已弯成弧形的神经剥离子,小心剥离后弓前方的骨膜,钢丝弯曲后,经后弓骨质与骨膜之间绕过后弓。④寰枢椎间钢丝内固定与植骨方法,在脱位已经整复者,可采用 Brooks 等的楔形加压法。在脱位仍然存在者,用钢丝固定 $C_1$、$C_2$ 并将髂骨植片压在钢丝之下。⑤术后以头颈胸石膏固定 4 个月。

3.枕肌下减压术

(1)适应证:枕肌下减压术主要适用于颅骨牵引不能使脱位整复,也不能使延髓受压症状缓解的重症陈旧性寰枢关节脱位患者。

(2)手术要点:①术中、术后都要维持头颈姿势稳定,不让脱位加重,方法见枕颈融合术。②骨质切除范围。枕骨部开窗约 6 cm×5 cm 上方刚超过项下线,慎勿损伤窦汇。下方切除枕骨大孔后缘,在枕骨大孔处切骨横经≤3 cm。寰椎后弓的切除,在双侧也都不超过中线约1.5 cm,慎勿损伤椎动脉。③不可挫伤或压迫延髓。先在枕骨部以开颅钻头钻孔,然后逐步扩大切骨区。在枕骨大孔后缘与寰椎后弓处,要使用薄嘴的小咬骨钳,在直视下谨慎地作小块的咬除。④缓慢地切开硬脑膜,光在硬膜上切一小孔,缓慢放出脑脊液。然后放入有槽探针,纵向切开硬膜。对硬膜紧张,颅内压高的患者,在切开硬膜之前,宜先从静脉快速输入 20％甘露醇200 mL,使脑压降低。将硬膜作星状切开,切开的硬膜边缘可缝合数针,固定在颅骨膜或肌组织上,不必用移植物修补硬脑膜。⑤彻底止血,严密地缝合肌层,硬脑膜已敞开减压者,不可放置引流物。手术必须谨慎、耐心,并注意细节。此等手术患者,脱位均严重,术中采用石膏床或同时颅骨牵引者,使寰椎后弓与枕骨大孔后缘不易显露。若操作不慎可致呼吸暂停,另外可能发生脑脊液漏、化脓性脑膜炎、血肿形成等合并症,都会危及生命。

硬脑膜与颅骨内膜合为一层,并紧贴于颅骨内面,而硬脊膜与椎板之间有硬膜外脂肪相隔,情况大不相同。作枕寰区骨性减压后,若发现枕骨大孔处硬脑膜增厚,不能膨起,有明显压迹,似约束带状维持着原骨性压迫的痕迹,则必须切开硬膜探查。若发现脊髓向后移位,硬膜不能无张力缝合,则星形切开硬膜并敞开减压。在一些脱位只 2～3 个月,在切开枕骨大孔与寰椎后弓时,可见到硬膜随即扩张,探查若发现硬膜无增厚而紧缩,不再是压迫因素,可予以缝合。

4.上颈椎不稳定性骨折——脱位的前方融合术

患者平卧,头部过伸,颅骨牵引下作气管插管麻醉。于颈部作右侧胸锁乳突肌前缘斜切口,显露颈总动脉鞘,切断结扎由颈总动脉分出的甲状腺上动脉与舌动脉,必要时还须切断结扎颌下动脉,将颈总动脉牵向外侧显露喉上神经,并给予保护,将气管与食管牵向对侧,沿食管后壁向上分离,显露颈长肌、头长肌和颈前筋膜,以寰椎前结节定位,用电刀在左右头长肌与颈长肌之间切开颈前筋膜和前纵韧带,并用骨凿凿一宽 1.5 cm,深 0.5～0.7 cm 的 $C_1$、$C_2$ 或 $C_1$～$C_3$ 的前方骨槽,于髂骨翼取一 1.5 cm×0.7 cm×0.8 cm 带有一面骨皮质的骨块,置于上颈椎的骨槽中,用7号丝线作两侧颈长肌,颈前筋膜与前纵韧带拉拢缝合,然后逐层缝合伤口。术后负压引流72 小时并注意呼吸道畅通,用地塞米松 10 mg 和 25% 甘露醇 250 mL 静脉滴注 3 天,每天 2 次,3 周后去颅钩牵引,改头、颈、胸石膏固定 3～6 个月。

## 第三节　枢椎弓骨折

枢椎弓骨折是 1866 年由 Haughton 在一名被处绞刑的罪犯身上第 1 次发现并描述。1931 年,Wood-Jones 注意到在绞刑中将绞索的绳结置于颏下总是造成同一种致命的枢椎骨折、脱位(双侧椎弓根骨折)。1965 年,Schneider 等人于汽车事故或其他突然减速的事故(如跳水时额部触及池底)中发现了同样的损伤,而第 1 次提出术语"Hangman 骨折"并作为这种损伤的称谓,逐渐被众多作者所采用。实际上,这种损伤常表现为枢椎前脱位,因此更为适合的名称应是"创伤性枢椎前滑脱",因为创伤的结果是枢椎的后结构发生骨折,其定义为:枢椎双侧椎弓根骨折,伴或不伴前滑脱。所谓绞刑骨折是指发生于 $C_2$ 椎弓部的骨折,即往往多见于被施绞刑者,故名绞刑骨折。本种损伤目前在日常交通事故和运动伤者多见,椎弓骨折同时伴有枢椎椎体脱位,又称"创伤性枢椎滑脱"。

### 一、病因病理

解剖和生物力学特点:枢椎作为整个枕颈部复合体与下位颈椎的连接部,在脊柱的生物力学上有很重要的意义。其前柱的上部是齿状突,与寰椎前弓和横韧带及其他附属结构构成寰枢关节;下方通过椎间盘和前、后纵韧带与 $C_3$ 椎体连结;其后柱的椎板和棘突均较为宽厚与坚实,棘突较长且尾部分叉,与其他颈椎棘突有明显的形态上的区别,在颈椎后路手术中,可作为定位的解剖标志;其中柱则较为薄弱,上关节突靠前,下关节突靠后,两关节突之间为一狭窄的骨质连结,通常称为峡部,其间又有一椎动脉孔穿越,在解剖上属于脆弱部位。此型骨折之暴力方向多来自下颌部,以致引起颈椎仰后伸,并于 $C_2$ 椎弓根部形成强大的剪切力,当其超过局部承载负荷时,则引起该处骨折。此时如果后伸暴力继续作用下去,将会相继造成 $C_2$、$C_3$ 椎节处前纵韧带断裂、$C_2$、$C_3$ 椎间隙前方分离,以致寰椎压缩应力增加,亦可出现骨折,最终引起高位颈髓损伤,并波及生命中枢而迅速死亡。此乃绞刑所引起的全过程,当然此时绳索所造成的窒息是其死亡的另一主要原因。目前,此种骨折主要见于高速公路上交通事故及跳水意外。超伸展外力是枢椎峡部断裂的一个主要的损伤机制。

绞刑中使用颏下绳结的机制已有大量的研究确定这种损伤,称为 Hangman 骨折,骨折发生在侧块最前面的部分,或进入椎弓根,并有前纵韧带、椎间盘和后纵韧带的断裂。其损伤机制是后伸加上突然和猛烈的牵张暴力,造成颅颈分离,即枢椎椎体和颅寰结构作为一个整体向上分离,后方的枢椎后结构与 $C_3$ 的连结仍是完整的,常造成脊髓横断并立即死亡。但也有承受了这种损伤的一些报道,即使存在有短暂的神经症状。这个区别被解释为由载荷方向和重量,以及施加时间不同所致。作为绞刑犯,他必须被“颈部悬吊一直到死”,随着时间的延长,关键的软组织达到衰竭负荷,引起颅颈分离和死亡。

在车祸或跳水事故中,损伤机制为过伸加轴向压缩暴力。伸展是由身体前冲,前额撞击在倾斜的车窗玻璃或游泳池底所致,也涉及了轴向的压力,可能还有旋转的成分。相当多的附属于枢椎骨折的 $C_3$ 椎体压缩性骨折,不能用一种简单的伸展机制来解释的损伤,提示轴压缩应力的存在。与绞刑中过伸伴收紧和牵张暴力相反,汽车事故或其他减速事故中是过伸伴轴向压缩暴力作用于枢椎。

在少数情况下,屈曲损伤是 Hangman 骨折的原因。实际上,有一大群枢椎椎弓根骨折的患者,其损伤的组合依据涉及的具体暴力矢量而定,包括暴力的大小、方向、作用点及作用时间。总的来说,暴力到达时脊柱各结构的位置,特殊患者其脊柱结构的独特力学特征都决定了特别的损伤、破坏的结构成分和移位的程度。当医师观察到一个创伤性枢椎前滑脱时,X 轴的弯曲是致伤暴力的主要组成部分,而最可能涉及的机制是过伸。

Efendi 等根据骨折的稳定程度将其分为:①Ⅰ型骨折是稳定的骨折,骨折线可以涉及椎弓的任何部位,$C_2$、$C_3$ 椎体间结构是正常的。②Ⅱ型骨折是不稳定的骨折,枢椎椎体显示屈曲或伸展的成角或明显的向前滑脱,$C_2$、$C_3$ 椎体间结构已有损伤。③Ⅲ型骨折是移位的骨折,枢椎椎体向前移位并有屈曲,$C_2$、$C_3$ 小关节突关节发生脱位或交锁。

## 二、临床表现

有明确的外伤史,主要是来自下颌部朝后上方向的暴力,并可从局部皮肤擦伤、挫伤等情况判断创伤的发生。位于前额或下额,多为皮肤挫伤。颌面及颈部损伤是明显的临床表现,软组织伤多在下颌部。此外还可合并气管损伤。

与一般颈椎骨折脱位的临床表现相似,最常见的主诉包括颈部疼痛和僵硬,其次是麻木和无力、活动受限、吞咽不便、头颈肌痉挛等,一般不伴有脊髓刺激或受压症状。颈神经受损表现为枕大神经分布区域疼痛。并且有明确的外伤史,常常是由车祸或坠落造成的。有时可有其他椎体和长骨的骨折。

### (一)X线检查

X线检查包括颈椎常规片和断层片。于X线侧位及斜位可得清晰影像。创伤性枢椎前滑脱的诊断主要依靠侧位片。

侧位片可清楚地显示骨折线及移位和成角的情况。据此可作出骨折类型的影像学诊断。在医师陪同保护指导下,谨慎地作颈椎伸、屈位拍片,可进一步提供骨折稳定情况的信息。有时尚需作断层检查才能清楚地显示骨折线。X线的典型表现是双侧枢椎椎弓根骨折,骨折线是垂直或斜形,枢椎椎体可有不同程度的移位和成角畸形。另需注意颈椎有无伴随骨折,对婴幼儿还需注意枢椎椎弓根先天性缺损或软骨连结的可能。检查其他损伤部位可了解有无多发伤的情况。注意有时病损只有在斜位片上才可以看出来。

### (二)CT检查

对骨折线显示不清的无移位者,可加摄体层片或CT片。可清楚地显示骨折线,移位情况及与椎管的关系。CT三维重建有助于对骨折形态的全面了解。

### (三)MRI检查

可了解脊髓及周围软组织的情况,对整个损伤可有全面的评估,并为手术入路的选择提供依据。

## 三、治疗

在整个颈椎骨折脱位中,创伤性枢椎前滑脱占 $4\% \sim 7\%$ ,如缺乏准确的外伤史或对该损伤特点认识不足,会造成漏诊、误诊。有时损伤较为复杂,伴有多发伤,尤其是存在明显的致命性非颈部伤时,更会引开医师的注意力,从而造成颈椎损伤被忽视。强调颈椎常规 X 线照片对外伤后颈部疼痛患者的重要性。对怀疑诊断的患者,通过详尽的了解病史和体格检查,掌握暴力的作用点及方向,结合影像学检查,判断其损伤机制,并可引导治疗方案的选择。

治疗方法的选择取决于骨折的稳定程度,大多数创伤性枢椎前滑脱患者采用密切观察的非手术治疗。非手术治疗可以获得仅有最小畸形的坚固的骨性愈合,不融合的发生率很低。

Levine-Edwards Ⅱ型骨折是唯一需要手术治疗的 Hangman 骨折,因后方的小关节突骨折和脱位若不予复位,可引起持续的颈部疼痛。可行后路手术复位及"一"字钢丝固定植骨融合术,手术的目的是减压、复位及提供稳定,以获得植骨的融合和骨折的愈合。

**(一)非手术治疗**

非手术治疗包括头颈胸石膏、石膏颈托、Halo 支架和牵引。

对稳定的骨折(Levine-Edwards Ⅰ型)可直接采用石膏固定 12 周,拍片复查获得骨性融合后改用颈托固定 6 周。对不稳定的骨折(Levirie-Edwards Ⅰ型)可行牵引复位,入院后行床边拍片,观察搬运途中有无移位,可从小重量开始牵引,起始 2 kg,渐加重到 4～5 kg,根据损伤机制、移位和成角情况选择牵引方向及颈部位置,X 线复查了解牵引效果,如发现牵引后移位加重或过牵,须立即调整,减重量或改变牵引方向,观察到复位后,改中立位牵引 2 kg 维持 3～6 周,以制动和维持复位,然后带 Halo 支架下地活动,注意在骨折初期,Halo 支架并不能取得和维持复位,过早带 Haol 支架下地可能造成再移位。待伤后 3 个月后,骨折常能愈合,尽管带有一个最初的间隙,$C_2$、$C_3$ 常自发融合。

对 Levine-Edwards ⅡA 型骨折的识别是重要的,此型骨折患者行牵引治疗后会造成 $C_2$、$C_3$ 分离和移位加重,推荐的治疗是 Halo 支架制动并在影像学监测下施行轻度的加压,以取得和维持解剖复位。在 X 线片显示已获得解剖复位后继续 Halo 支架制动 12 周,观察到骨折愈合后,改用塑料颈托维持 6 周。

一些医师强烈地反对牵引,尤其在影像学检查提示 $C_2$、$C_3$ 的纤维环和韧带已有断裂的情况下,牵引可能产生较大的过牵。但也有原始 X 线片显示较大的 $C_2$、$C_3$ 分离而采用牵引获得接近解剖复位的报道。显然,小心的轻重量的牵引可以在外固定前或手术前被采用,以改进复位,解除肌肉痉挛和获得软组织的修复,但必须在密切观察之下,一旦发现过牵,需立即停止。

**(二)手术治疗**

可行后路手术复位及"一"字钢丝固定植骨融合术,然后 Halo 支架制动,以获得植骨的融合和骨折的愈合。$C_2$、$C_3$前方韧带和椎间盘的断裂,可造成该节段的极度不稳,有时牵引难以持续复位,需行手术固定,术式有后路椎弓根钉内固定术,$C_2$、$C_3$开槽植骨融合术,前路钢板内固定术。术后给予有效的外固定制动作为保护,直到有骨性融合的 X 线表现。

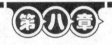

# 常见疾病的中医康复治疗

## 第一节　风湿性关节炎

风湿性关节炎是一种常见的急性或慢性结缔组织炎症,属变态反应性疾病。可反复发作并累及心脏。

### 一、病因和发病机制

风湿性关节炎是风湿热的一种表现。风湿热是由 A 组乙型溶血性链球菌感染所致的全身变态反应性疾病,病初起时常有丹毒等感染病史。风湿热起病急,且多见于青少年。风湿性关节炎可侵犯心脏,引起风湿性心脏病,并有发热、皮下结节和皮疹等表现。风湿性关节炎有两个特点:一是关节红、肿、热、痛明显,不能活动,发病部位常常是膝、髋、踝等下肢大关节,其次是肩、肘、腕关节,手、足的小关节少见;二是疼痛游走不定,一段时间是这个关节发作,一段时间是那个关节不适,但疼痛持续时间不长,几天就可消退。化验红细胞沉降率加快,抗"O"滴度升高,类风湿因子阴性。治愈后很少复发,关节不留畸形,有的患者可遗留心脏病变。

### 二、病理和病理生理

风湿在医学上是指关节及其周围软组织不明原因的慢性疼痛。风湿性疾病则是指一大类病因各不相同但共同点为累及关节及周围软组织,包括肌肉、韧带、滑囊、筋膜的疾病。关节病变除疼痛外,尚伴有肿胀和活动障碍,呈发作与缓解交替的慢性病程。由于患者的血液循环不通畅,导致肌肉或者组织所需要的营养无法通过血液循环来输送,致使患者肌肉缺少营养而老化加速,变得僵硬,严重的会导致患者肌肉和血管萎缩,部分患者可出现关节致残和内脏功能衰竭。

### 三、临床表现

临床以关节和肌肉游走性酸胀、疼痛为特征,多以急性发热及关节疼痛起病,典型表现是轻度或中度发热,游走性多关节炎,受累关节多为膝、踝、肩、肘、腕等大关节,常见由一个关节转移至另一个关节,病变局部呈现红肿、灼热、剧痛,部分患者也有几个关节同时发病,不典型的患者仅有关节疼痛而无其他炎症表现。急性炎症一般于2～4周消退,不留后遗症,但常反复发作。若风湿活动影响心脏,则可发生心肌炎,甚至遗留心脏瓣膜病变。其主要临床表现如下。

(1)关节疼痛。

(2)晨僵:患者晨起或休息较长时间后,关节呈胶黏样僵硬感,活动后方能缓解或消失。晨僵在类风湿关节炎中最为突出,可以持续数小时,在其他关节炎则持续时间较短。

(3)关节肿胀和压痛:往往出现在有疼痛的关节,是滑膜炎或周围软组织炎的体征,其程度因炎症轻重不同而异。可由关节腔积液或滑膜肥厚所致。骨性增生性肥大则多见于骨关节炎。

(4)关节畸形和功能障碍:指关节丧失其正常的外形,且活动范围受到限制,如膝不能完全伸直,手的掌指关节有尺侧偏斜和关节半脱位等。这些改变都与软骨和骨的破坏有关。其关节畸形的发生率较低,约为10%。

### 四、辅助检查

#### (一)自身抗体

在风湿性疾病的范围内应用于临床的自身抗体分为抗核抗体谱、类风湿因子、抗中性粒细胞胞质抗体、抗磷脂抗体。其对弥漫性结缔组织病的诊断有重要作用。

1.抗核抗体谱

抗 DNA 抗体 anti-dsDNA、anti-ssDNA,抗组蛋白抗体 Histone:$H_1$、$H_{2A}$、$H_{2B}$、$H_3$、$H_4$、$H_{2A}$-$H_{2B}$ 复合物,抗非组蛋白抗体抗 ENA 抗体,抗着丝点抗体(ACA)等。

2.类风湿因子

除出现在类风湿关节炎外,尚见于其他结缔组织病,如系统性红斑狼疮、干燥综合征、混合性结缔组织病、系统性硬化等。

3.抗中性粒细胞胞质抗体(ANCA)

以常人中性粒细胞为底物按所见荧光图形,分为 C-ANCA(胞质型)和

P-ANCA(核周型)、其他各自的抗原为胞质内的丝氨酸蛋白酶和骨氧化酶。本抗体对血管炎的诊断极有帮助,且不同的 ANCA 抗原提示不同的血管炎,如 C-ANCA主要出现在 Wegener 肉芽肿、Churg-Strauss 综合征,P-ANCA 则见于显微镜下结节性多动脉炎、新月形肾炎、类风湿关节炎、系统性红斑狼疮等。

4.抗磷脂抗体

本抗体出现在系统性红斑狼疮等多种自身免疫病中。抗磷脂综合征是指临床表现有动脉或静脉栓塞、血小板数减少、习惯性流产并伴有抗心磷脂抗体和(或)狼疮抗凝物者,除继发于系统性红斑狼疮外,也可以为原发性。

(二)滑液检查

在一定程度上反映了关节滑膜炎症。特别是在滑液中找到尿酸盐结晶或滑膜细菌培养阳性,则有助于痛风性关节炎或化脓性关节炎的确诊。

(三)关节影像检查

X 线检查有助于关节病变的诊断和鉴别诊断,亦能随访了解关节病变的演变,是目前最常用的影像学诊断方法,其他尚有关节 CT、MRI、同位素等检查。

(四)病理活组织检查

所见的病理改变如狼疮带对系统性红斑狼疮、类风湿结节对类风湿关节炎、唇腺炎对干燥综合征、关节滑膜病变对不同病因所致的关节炎都有着重要的意义。

五、诊断

风湿性关节炎的诊断主要依据发病前 1～4 周有溶血性链球菌感染史,急性游走性大关节炎,常伴有风湿热的其他表现如心肌炎、环形红斑、皮下结节等,血清中抗链球菌溶血素"O"凝集效价明显升高,咽拭培养阳性和血白细胞计数增多等。抗链球菌溶血素"O"(抗链"O")是人体被 A 组溶血性链球菌感染后血清中出现的一种抗体。近 85％的风湿性关节炎患者都有抗链"O"增高的情况,通常在 1∶800 以上。当然,风湿性关节炎恢复后,这种抗体可逐渐下降。风湿性关节除了抗链"O"增高外,实验室检查还可发现如下异常。

(1)外周血白细胞计数升高,多在 $10 \times 10^9 / L$ 以上;中性粒细胞比例也明显上升,为80％～90％。

(2)红细胞沉降率和 C 反应蛋白升高。红细胞沉降率和 C 反应蛋白通常是各种炎症的指标,在风湿性关节炎患者的急性期,红细胞沉降率可达 90 mm/h,

C 反应蛋白也在30 mg/L(30 $\mu$g/mL)以上,急性期过后(1～2 个月)渐渐恢复正常。

(3)关节液检查,常为渗出液,轻者白细胞计数可接近正常,重者可达80×10⁹/L,多数为中性粒细胞。细菌培养阴性。

(4)类风湿因子和抗核抗体均为阴性。

### 六、康复治疗

目的:缓解关节疼痛,促进渗出液吸收,恢复关节功能。

#### (一)物理因子理疗

**1.特定电磁波谱**

特定电磁波谱具有消炎、镇痛、提高免疫力,改善微循环,促进骨髓功能抑制的恢复等作用。照射方法:采取患病关节局部照射,灯距皮肤 30～40 cm,每次照射1小时。每天 1 次,每 10 天为 1 个疗程。

**2.风湿治疗仪**

根据病情选用中药水煎浓汁作导入剂,用风湿治疗仪常法操作,直流电透入,通过药离子作用于病变部位,达到消炎止痛、化瘀通络的目的。每天1次,每次 20～30 分钟,10 次为 1 个疗程。

**3.紫外线疗法**

可全身照射加关节照射再配合应用抗风湿药物治疗,全身照射按基本进度进行,有调节免疫功能,能降低过高的体液免疫功能,使免疫球蛋白减少。

**4.直流电离子导入疗法**

(1)氯化钙阳极导入:具有使毛细血管致密,降低通透性,消炎和脱敏等作用。

(2)水杨酸钠阴极导入:抗风湿止痛,与紫外线疗法有协同作用。

(3)枸橼酸钠阴极导入:可减少血管活性胺的释放,使炎症减轻。

#### (二)运动疗法

适量的运动对风湿性关节炎的康复有积极的作用,常用的方法有以下几种。

**1.肩关节**

患者直立,两脚分开与肩同宽,上肢由前向后或由后向前作环转运动 20 次;两上肢向前伸直向两侧外展,然后内收紧抱双肩 20 次。

**2.肘关节**

肘关节尽量伸直,然后屈曲,反复 20 次;上肢伸直,握拳做前臂旋前旋后运动 20 次。

### 3.腕关节

腕关节做屈伸动作 20 次;以前臂为轴,握拳做顺时针及逆时针旋转各 20 次。

### 4.膝关节

两脚并拢,半蹲,双手扶膝,双膝向左右各旋转 20 次;双手扶膝做蹲、起动作 20 次。

### 5.踝关节

两脚分开与肩同宽,以右腿支撑体重,左脚尖着地,踝关节做内外旋转各 20 次,然后右脚做相同运动 20 次;双腿并拢做抬脚跟运动 20 次。

### (三)中医传统治疗

#### 1.按摩

局部按摩主要适用于慢性风湿性关节炎,具有活血化瘀、消肿止痛等作用,这里推荐几种简易的手法。①抚摩:将手掌贴于关节处皮肤表面,缓慢地做纵向来回轻抚;②摩擦:将手掌轻贴于病变关节表面,来回摩擦,频率应达到每分钟 100 次;③揉压:将手掌根部放在患处,向下按压揉动;④拿捏:将两个手指对称地放于患处两侧,同时向对侧用力做拿捏、提弹。每次按摩持续 10 分钟,每天数次,每个疗程应持续 1 个月。

#### 2.中药

(1)艾叶熬水泡澡:用新鲜艾叶 100 g(干品 50 g)和几片生姜一起熬大半桶水,将水倒入温度适中的热水缸中泡澡。

(2)生姜捣泥敷贴:取生姜适量,捣成泥状,直接敷贴于关节处或相关穴位处,用保鲜膜盖上,使姜泥不至马上变干,影响敷药效果。但需注意姜泥会灼热皮肤,皮肉细嫩或易过敏者慎用,以免损伤表皮。

(3)粗盐袋热敷法:食用粗盐 500 g,炒热后加艾叶 50 g,装入纱布袋后再用透气性较好的布包住,敷于患处,需注意调节好温度,防止皮肤烫伤。

# 第二节　化脓性关节炎

化脓性关节炎是由化脓性细菌引起的关节炎症。血源性者在儿童发生较多,受累的多为单一的肢体大关节,如髋关节、膝关节及肘关节等。如由损伤引起,则根据受伤部位而定,一般膝、肘关节发生率较高。

## 一、病因和发病机制

最常见的致病菌为金黄色葡萄球菌,可占 85％左右;其次为白色葡萄球菌、淋病双球菌、肺炎球菌和肠道杆菌等。

细菌进入关节内的途径有以下几种。①血源性传播:身体其他部位化脓性病灶内的细菌通过血液循环传播至关节内;②邻近关节的化脓性病灶直接蔓延至关节腔内,如股骨头或髂骨骨髓炎蔓延至髋关节;③开放性关节损伤发生感染;④医源性:关节手术后感染和关节内注射皮质类固醇后发生感染。

## 二、病理和病理生理

化脓性关节炎的病变发展过程可以分成 3 个阶段,这 3 个阶段有时演变缓慢,有时发展迅速而难以区分。

### (一)浆液性渗出期

细菌进入关节腔后,滑膜明显充血、水肿,有白细胞浸润和浆液性渗出物。渗出物中含大量白细胞。本期关节软骨没有被破坏,如治疗及时,渗出物可以完全被吸收而不遗留任何关节功能障碍。本期病理改变为可逆性。

### (二)浆液纤维素性渗出期

病变继续发展,渗出物变浑浊,量增多,细胞亦增加。滑膜炎症因滑液中出现了酶类物质而加重,使血管的通透性明显增加。大量的纤维蛋白出现在关节液中,纤维蛋白沉积在关节软骨上,影响软骨的代谢。白细胞释放大量溶酶体,可以协同对软骨基质进行破坏,使软骨出现崩溃、断裂与塌陷。修复后必然会出现关节粘连与功能障碍。本期出现了不同程度的关节软骨损毁,部分病变已成为不可逆性。

### (三)脓性渗出

炎症已侵犯至软骨下骨质,滑膜和关节软骨都已破坏,关节周围亦有蜂窝织炎。渗出物已转为明显的脓性。修复后关节重度粘连,甚至纤维性或骨性强直,病变为不可逆性,后遗有重度关节功能障碍。

## 三、临床表现

原发化脓性病灶表现可轻可重,甚至全无。

**(一)高热**

起病急骤,有寒战高热等症状,体温可达 39 ℃,甚至出现谵妄与昏迷,小儿惊厥多见。

**(二)疼痛与功能障碍**

病变关节迅速出现疼痛与功能障碍,浅表的关节,如膝、肘和踝关节,局部红、肿、热、痛明显,关节常处于半屈曲位,这样可以使关节腔内的压力减小,而关节囊较松弛以减少疼痛;深部的关节,如髋关节,因有厚实的肌肉,局部红、肿、热都不明显,关节往往处于屈曲、外旋、外展位。患者往往因剧痛拒做任何检查。

**(三)积液**

关节腔内积液在膝部最为明显,可见髌上囊明显隆起,浮髌试验可为阳性;张力高时,髌上囊坚实,因疼痛与张力过高,有时难以做浮髌试验。

因为关节囊坚厚结实,脓液难以穿透,一旦穿透至软组织内,则蜂窝织炎表现严重,深部脓肿穿破皮肤后会形成瘘管,此时全身与局部的炎症表现都会迅速缓解,病变转入慢性阶段。

**四、辅助检查**

**(一)化验**

周围血象中白细胞计数增高可至 $10 \times 10^9/L$ 以上,大量中性多核白细胞。红细胞沉降率增快。关节液外观可为浆液性(清的)、纤维蛋白性(混的)或脓性(黄白色)。镜检可见多量脓细胞,或涂片做革兰染色,可见成堆阳性球菌。血培养和关节液穿刺培养可检出病原菌。

**(二)X 线**

早期只可见关节周围软组织肿胀的阴影,膝部侧位片可见明显的髌上囊肿胀,儿童患者可见关节间隙增宽。出现骨骼改变的第一个征象为骨质疏松;接着因关节软骨破坏而出现关节间隙进行性变窄;软骨下骨质破坏使骨面毛糙,并有虫蚀状骨质破坏。一旦出现骨质破坏,进展迅速并有骨质增生使病灶周围骨质变为浓白。至后期可出现关节挛缩畸形,关节间隙狭窄,甚至有骨小梁通过,形成骨性强直。邻近骨骼出现骨髓炎改变的也不少见。

**五、诊断**

根据全身与局部症状和体征,诊断一般不难。X 线表现出现较迟,不能作为诊断依据。关节穿刺和关节液检查对早期诊断很有价值,应做细胞计数、分类,涂片革兰染色找病原菌,关节液应做细菌培养和药物敏感试验。

### 六、康复治疗

(1)早期足量全身性使用抗生素。

(2)关节腔内注射抗生素:每天做一次关节穿刺,抽出关节液后,注入敏感抗生素。如果抽出液逐渐变清,而局部症状和体征缓解,说明治疗有效,可以继续使用,直至关节积液消失,体温正常。如果抽出液变得更为浑浊,甚至呈脓性,说明治疗无效,应改为灌洗或切开引流。

(3)理疗。目的:病初,可制止病变蔓延,减轻症状,促进炎症吸收,以免化脓;如炎症已趋向化脓,则促使浸润局限及脓肿形成加速。

常用的理疗方法。①超短波疗法:患部关节,对置法,无热量,每次5~15分钟,每天1次,适用于各期。②紫外线疗法:中心重叠照射法,患部关节用Ⅱ~Ⅲ级红斑量,关节周围用Ⅰ~Ⅱ级红斑量照射,渐降至Ⅰ级或亚红斑量,每天或隔天照射1次。③直流电药物离子导入疗法:在关节腔内注射抗生素的基础上进行腔内直流电离子导入。常采用对置法。④磁场疗法:患部关节,旋磁法,每天1次,疗程视病情而定。适用于炎症已控制,关节较僵硬者,可防止瘢痕形成。⑤等幅正弦中频电疗法:患部关节,耐受量,每次20~30分钟,每天1次,15~20次为1个疗程。适用于炎症已控制,尚残留硬块时,以促进吸收。

其他疗法,如石蜡疗法、微波疗法、短波疗法、可见光线疗法及电针疗法等,亦可采用。

(4)为防止关节内粘连,尽可能保留关节功能可作持续性关节被动活动。在对病变关节进行局部治疗后,即可将肢体置于下(上)肢功能锻炼器上做24小时持续性被动运动,开始时有疼痛感,很快便会适应。至急性炎症消退时,一般在3周后即可鼓励患者主动运动。没有下(上)肢功能锻炼器时,应将局部适当固定,用石膏托固定或用皮肤牵引以防止或纠正关节挛缩。3周后开始锻炼,关节功能恢复往往不甚满意。

(5)后期患者如关节强直于非功能位或有陈旧性病理性脱位者,需行矫形手术,以关节融合术或截骨术最常采用。为防止感染复发,术前、术中和术后都须使用抗生素。此类患者做人工全关节置换术感染率高,需慎重考虑。

(6)术后24小时可进行术腿股四头肌静力性收缩训练(每组10~20次,每天3组)。

（7）术后 24～48 小时可进行股四头肌静力性收缩训练和直腿抬高练习（每组 20～30 次，每天 3 组），可以进行膝关节的屈曲（每组 2 次，每天 2 组）。注意保护出入引流管，防止脱落。引流解除后可进行膝关节不负重的主动屈伸活动（每组 3～5 次，每天 4 组），如不能主动活动，可进行被动活动（范围以患者痛点为准），及继续股四头肌静力性收缩和直腿抬高练习（每组 50～60 次，每天 3 组）。

（8）术后 3 个月内避免不必要的行走和关节活动，除上述功能练习外，还需进行抗阻股四头肌的练习（方法为吊沙袋在小腿上进行直腿抬高的练习，运动量以第 2 天晨起时不感肌肉乏力和酸痛不适为度），以防止肌肉萎缩，膝关节以静止休息为主。

# 第三节　骨关节炎

骨关节炎（osteoarthritis，OA）是一种常见的慢性关节疾病。其主要病变是关节软骨的退行性变和继发性骨质增生。多见于中老年人，女性多于男性。好发于负重较大的膝关节、髋关节、脊柱及手指关节等部位，该病亦称为骨关节病、退行性关节炎、增生性关节炎、老年关节炎和肥大性关节炎等。

## 一、病因和发病机制

原发性骨关节炎的发病原因迄今为止尚不完全清楚。它的发生和发展是一种长期、慢性、渐进的病理过程，涉及全身及局部许多因素，可能由综合原因所致，诸如有软骨营养、代谢异常；生物力学方面的应力平衡失调；生物化学的改变；酶对软骨基质的异常降解作用；累积性微小创伤；肥胖、关节负载增加等因素。

## 二、病理和病理生理

最早期的病理变化发生在关节软骨，首先是关节软骨局部发生软化、糜烂，导致软骨下骨外露；随后继发的骨膜、关节囊及关节周围肌肉的改变使关节面上的生物应力平衡失调，有的部位承受应力过大，有的部位较小，形成恶性循环，病变不断加重。

### （一）关节软骨

正常关节软骨呈淡蓝白色、透明，表面光滑，有弹性，边缘规整。在关节炎的早期,软骨变为淡黄色,失去光泽,继而软骨表面粗糙,局部发生软化,失去弹性。在关节活动时发生磨损,软骨可碎裂、剥脱,软骨下骨质外露。

**(二)软骨下骨**

软骨磨损最大的中央部位骨质密度增加,骨小梁增粗,呈象牙质改变。外围部位承受应力较小,软骨下骨质发生萎缩,出现囊性改变。由于骨小梁的破坏吸收,使囊腔扩大,周围发生成骨反应而形成硬化壁。在软骨的边缘或肌腱附着处,因血管增生,通过软骨内化骨,形成骨赘。

**(三)滑膜**

滑膜的病理改变有两种类型。①增殖型滑膜炎:大量的滑膜增殖、水肿,关节液增多,呈葡萄串珠样改变;②纤维型滑膜炎:关节液量少,葡萄串珠样改变大部分消失,被纤维组织所形成的条索状物代替。滑膜的改变不是原发病变,剥脱的软骨片及骨质增生刺激滑膜引起炎症,促进滑膜渗出。

**(四)关节囊与周围肌肉**

关节囊可发生纤维变性和增厚,限制关节的活动。周围肌肉因疼痛产生保护性痉挛,关节活动进一步受到限制,可发生畸形(屈曲畸形和脱位)。

**三、临床表现**

(1)关节疼痛为首发症状,也是多数患者就诊的主要原因。通常只局限在受累关节内,下肢髋、膝关节骨关节炎可致大腿有痛感。疼痛可因关节负重或活动较多而加剧。

(2)部分患者于早晨起床时感觉受累关节轻度僵硬;长期处于静止状态的受累关节开始活动时也会出现僵硬感,启动困难。骨关节炎的关节僵硬在活动开始后 15~30 分钟消失。

(3)当骨关节炎合并有急性滑膜炎发作会出现关节肿胀。

(4)见于病程较长、关节损害较严重的患者。由于长时间的关节活动受限、关节囊挛缩、关节周围肌肉痉挛而出现畸形。

(5)肌肉萎缩:见于支撑关节的肌肉,由于长期关节活动受限出现失用性萎缩。

(6)关节弹响:见于病程较长的患者,由于关节面受损后变得粗糙,甚至关节面破裂、增生的骨赘破碎在关节腔内形成游离体,以及包绕关节维持关节稳定的韧带变得松弛,故在关节活动时出现弹响。

### 四、辅助检查

(1)影像学检查:骨关节炎早期 X 线摄片无明显变化。晚期可见关节间隙狭窄,关节边缘有骨赘形成。后期骨端变形,关节表面不平整,边缘骨质增生明显,软骨下骨有硬化和囊腔形成,伴滑膜炎时髌下脂肪垫模糊或消失。

(2)实验室检查结果一般都在正常范围内。关节液检查可见白细胞计数增多,偶见红细胞。

### 五、功能障碍及评估

关节炎在首次出现症状后常持续缓慢地发展,病情较严重的患者甚至出现运动功能障碍和日常生活活动能力受限,甚至发生残疾、不能步行或卧床不起,造成生活自理困难,进而社会生活参与受限。早期主要是徒手肌力检查(MMT)和 ROM 评定,后期由于功能障碍而进行 ADL 评定。

#### (一)关节 ROM 评定

以关节量角法进行病损关节和相邻关节的关节活动度测量,可评估单个关节的 ROM 改变。计算机三维步态分析不但可以观察步行或上肢及手运动时肢体任何单个关节活动度的改变,还可以综合评价各关节联合运动时的功能性改变,从而可以更全面地观察因为某单个关节活动受限而导致相邻关节的改变,评估因制动或过度活动对相邻关节可能产生的影响。

#### (二)关节周围肌力评定

有 MMT、等长试验等。需要注意的是,严重的关节疼痛可能会影响检查结果,因此客观的力量测定会比主观肌力检查更为重要。

#### (三)疼痛

根据疼痛程度的描述(如轻度、中度、重度)来测量,或通过视觉模拟量表来测量。

#### (四)日常生活活动能力

根据 Barthel 指数评定。此外,各个关节功能受限所涉及的各相关的评定方法亦可使用,如改良 HSS 肘关节评分、改良 Larson 膝关节损伤评分等。国际膝关节疾病分类标准(IKDC)不但有针对膝关节的详细评分,也包括了全身健康状况和病史评分等。

### 六、康复治疗

骨关节炎时,随着年龄的增长,结缔组织退变老化,一般来说病理学改变不可逆转,但适当的治疗可达到阻断恶性循环,缓解或解除症状的效果。

活动期应局部制动,给予非甾体抗炎药,可抑制环氧化酶和前列腺素的合成,对抗炎症反应,缓解关节水肿和疼痛。可选用布洛芬每次 $200\sim400$ mg,每天 3 次;或氨糖美辛每次200 mg,每天 3 次;尼美舒利每次 100 mg,每天 2 次,连续 $4\sim6$ 周。

静止期则应增加活动范围,增强关节稳定性,延缓病变发展,进而提高 ADL能力,改善生活质量。

### (一)调整和改变生活方式

控制体重、减少活动量,这是支持和保护病变关节的重要措施,它的目的是减轻病变关节的负荷,减轻或避免病变关节进一步劳损。超重引起膝、踝关节负荷加大,关节受损危险增加。

### (二)保护关节,避免有害的动作

在文体活动中注意预防肩、膝、踝等关节的损伤,以免日后增加这些关节患骨关节炎的危险。尤其注意大的损伤。预防职业性关节慢性劳损。

### (三)运动疗法

运动疗法包括肌肉力量练习、提高耐力的训练、本体感觉和平衡训练。有报道称膝关节 OA 患者的肌肉力量、耐力和速度比无膝关节 OA 者小50%,而运动疗法可维持或改善关节活动范围,增加肌力,改善患者本体感觉和平衡,可提高关节稳定性,从而间接地减轻关节负荷,改善患者运动能力。

1.休息和运动

休息可以减少炎症因子的释放,减轻关节炎症反应,缓解关节疼痛症状。因此,在关节疼痛严重的急性期,适当的休息是必要的。可采用 3 种休息方式,即使用夹板和支具使关节局部休息、完全卧床休息和分散在一天之中的短期休息。但是,关节较长时间固定在某一角度会导致关节僵硬、关节周围肌肉疲劳;长时间的关节制动还会导致肌肉失用性萎缩、关节囊和韧带挛缩。因此,还需要进行适度的关节活动。另外,因为制动导致的全身活动减少,也会出现各系统的功能下降和各种并发症的发生,适当的运动同样可以避免这些问题。

2.关节活动

适当的关节活动可以改善血液循环,促进局部炎症消除,维持正常关节活动范围,同时通过对关节软骨的适度挤压,促进软骨基质液和关节液的营养交换,改善关节软骨的营养和代谢。

关节活动包括以下方法。①关节被动活动:可以采用手法关节被动活动和使用器械的连续被动活动(CPM)。活动时要嘱患者放松肌肉,以防止因肌肉痉挛性保护导致疼痛。②关节功能牵引:主要目的是逐渐缓慢地牵伸关节内粘连和挛缩的关节囊及韧带组织。可使用支架或牵引器将关节固定在不引起疼痛的角度,在远端肢体施以牵引力。牵引时应注意保护皮肤,以防出现压疮,牵引力量控制在不引起明显疼痛的范围内,以免引起反射性肌痉挛,反而加重症状。③关节助力运动和不负重的主动运动:在不引起明显疼痛的关节活动范围内进行主动活动,活动时应避免重力的应力负荷,如采用坐位或卧位行下肢活动等。如果患者力量较弱无法完成,可予以助力。

3.推拿

推拿能够促进局部毛细血管扩张,使血管通透性增加,血液和淋巴循环速度加快,从而改善病损关节的血液循环,减轻炎症反应,改善症状。应用推、拿、揉、捏等手法和被动活动,可以防止骨、关节、肌肉、肌腱、韧带等组织发生萎缩,松解粘连,防止关节挛缩、僵硬,改善关节活动度。对于 OA 患者出现的关节脱位和畸形,推拿可使骨、关节、肌肉、肌腱、韧带等组织恢复到尽可能好的解剖位置和较好的功能。这些方法十分符合力学的作用机制。

4.肌力和肌耐力练习

肌力练习的目的是增强肌力,防止失用性肌萎缩,增强关节稳定性,从而控制症状、保护关节。进行肌力练习的同时还应加强肌耐力练习,以维持肌肉持久做功的能力。OA 患者的肌力和肌耐力练习主要以静力性练习为主。在不引起关节疼痛的角度做肌肉的等长收缩,一般认为最大收缩持续 6 秒可以较好地增强肌力,而持续较长时间的较小幅度的收缩更有利于增强肌耐力。因为在不同角度下做功的肌肉可能是不同的,而同一肌群在不同角度下收缩力量也不一样,因此应在不引起关节疼痛的范围内从各个角度进行静力性肌力训练。动力性肌力训练和等速肌力练习因为伴有关节活动,会增加关节负荷,一般不适用于 OA 患者。另外肌力练习还要注意关节的稳定性。因为关节的稳定性是靠原动肌和拮抗肌共同维持,所以应该同时进行原动肌和拮抗肌的肌力练习,以防肌力的不平衡导致关节的不稳定。如在膝关节 OA 患者,不但要进行股四头肌肌力训练,同时还应该注重腘绳肌肌力训练,才可以更好地维持膝关节的稳定性。

**(四)物理因子治疗**

可选择 TENS、中频电疗、针灸疗法、热疗(蜡疗、热敷、中药熏洗、红外线、局部温水浴)消炎止痛。

(1)轻症 OA 患者,可先试用物理因子治疗配合其他非药物疗法消炎止痛,无效时再使用药物。

(2)视病情需要和治疗条件,必要时可 2～3 种物理因子综合治疗。

(3)物理因子治疗只是一种辅助性对症性的(止痛消肿)治疗,常需配合其他治疗手段使用。

(4)尽量使用简便、经济、安全的物理因子治疗,能在家中自行应用治疗者更好。热疗每次不超过30分钟。

### (五)矫形器或助行器

#### 1.手杖

适用于髋或膝 OA 患者步行时下肢负重引起的疼痛或肌肉无力、负重困难者,可用手杖辅助减轻患肢负重,缓解症状。

#### 2.护膝及踝足矫形器等

保护局部关节,急性期限制关节活动,缓解疼痛。

#### 3.轮椅

适用于髋、膝关节负重时疼痛剧烈,不能行走的患者。

### (六)心理治疗

针对存在的抑郁焦虑进行心理辅导、卫生教育,心理状况改善有助于预防和减轻疼痛。

### (七)手术治疗

手术治疗主要用于髋、膝 OA 患者,目前多采用人工关节置换术。可根据适应证,采用截骨手术或采用关节镜手术行关节清理。

## 七、预防和保健

(1)应尽量减少关节的负重和大幅度活动,以延缓病变的进程。

(2)肥胖的人,应减轻体重,减少关节的负荷。

(3)下肢关节有病变时,可用拐杖或手杖,以减轻关节负担。

(4)发作期应遵医嘱服用消炎镇痛药,尽量饭后服用。关节局部可用湿热敷。

(5)病变的关节应用护套保护。

(6)注意天气变化,避免潮湿受冷。

# 第四节　骨坏死性疾病

## 一、概述

### (一)定义

骨坏死是指局部骨细胞与骨髓的死亡。这种坏死与局部缺血有关,临床上类似梗死。长骨的骨骺是骨坏死的好发部位。由于骨骺特殊的解剖结构、血液供应、微循环特点等,在遗传、环境、免疫、理化和生物力学等多因素作用下易引起这些部位的骨坏死,儿童和青少年发生于骨骺和干骺端的骨坏死也称为骨软骨病、骨软骨炎等。目前多数骨坏死的病因和发病机制不清楚,临床上对骨坏死存在不同的分类方法,如创伤性和非创伤性骨坏死;无菌性和有菌性骨坏死;儿童和成人骨坏死;股骨头、肱骨头、腕舟骨骨坏死等。

### (二)病因及病理

所有骨坏死,不管是什么原因所致,都是由于骨细胞缺氧而死亡。大多数骨坏死的病因和病理都与局部血循环或微循环障碍有关。因而,影响骨血循环的因素,都可能是致病原因。可分为 4 种不同的类型:①动脉性供血不足,如骨折、脱位、骨骺滑脱或广泛动脉栓塞;②静脉闭塞,对其是否为单一因素在理论上仍有争议,但临床与实验均已证明静脉阻塞引起静脉滞留和局部缺血,而导致骨坏死;③骨血管内血窦阻塞,如减压病、脂肪栓塞、镰状细胞贫血、红细胞增多症等;④骨血管外血窦阻塞,如酒精性骨坏死、激素性骨坏死或戈谢病等。除了这些之外,骨坏死还与许多因素有关。这些因素包括解剖学因素、骨髓腔骨内压因素、生物力学因素、生物物理因素等。

1.诱因

所谓影响骨坏死的有关因素是指解剖上的先天因素或外界作用于发病部位的物理或生物物理因素。这些因素不一定是骨坏死的病因,但可能是一个诱因或辅助因素。

(1)解剖学因素:临床上,无菌性骨坏死好发于一定的解剖位置,这意味着解剖学上的某些特点与该病的发生有某种联系。一般而言,无菌性骨坏死多发生在股骨头、肱骨头、股骨远端、胫骨近端等长骨的末端。这些部位的血管为终末动脉,侧支循环很少,容易受损伤而使软骨下发生骨坏死。由于股骨头是无菌性骨坏死的最常见部位,对其解剖特点研究得比较详细。人体股骨头的动脉血供与静脉回流在某一发育时期或某些人身上并不完善。这就可以解释为什么股骨头坏死在部分人身上易于发生。但这些解剖和发育方面的不完善并不是股骨头坏死的必然因素,只可以解释为相关因素。

同理,其他部位的骨坏死也可以找到解剖学上的相关因素。例如,距骨是骨坏死的另一常见部位。距骨的解剖特点是距骨有上、外、内3个关节面使得距骨的血供主要由距骨颈下方的血管供应。当距骨脱位或骨折时,此血管很易受损而造成骨坏死。

(2)生物力学因素:股骨头坏死的一个特点是髋臼与股骨头包容不正。这种包容不正是由于髋臼发育不良或股骨头处于半脱位状态引起应力集中。其结果是髋臼的外缘经常撞击股骨头的前外侧区域,引起锥形坏死。

大量临床证据说明应力集中可使骨质压缩,骨髓内压上升,最终导致骨坏死。例如,月骨、跗舟骨分别受头状骨和距骨头的强大压力,加上关节面多,供血路线不足,便容易发生骨坏死。胸椎后凸增加时,且负重过多,则胸椎椎前缘受压加剧,便引起椎体前缘骨骺坏死。胫骨结节或跟骨结节受到股四头肌或小腿三头肌的强力收缩牵拉,引起血供不足而发生骨坏死。

(3)物理因素:众所周知,局部放射治疗后常可发生骨坏死,这是由放射性同位素或 X 线直接杀死了骨细胞和周围组织所致。过冷或过热也可以引起骨坏死。

2.病因

骨坏死的发生与许多临床状况有关,包括创伤性血供受损、减压病、外源性激素治疗、皮质醇增多症、酗酒、血红蛋白病、戈谢病和放射损伤等。

创伤性骨坏死常继发于髋关节脱位或股骨颈头下型骨折后,转子间骨折或轻微挫伤后继发的骨坏死十分罕见。脱位后骨坏死的发生率为 $10\%\sim25\%$,并依损伤的严重程度和股骨头或髋臼骨折情况而异。成人髋关节脱位会撕裂圆韧带而影响股骨头的血供,支持带上动脉也受损伤。髋关节复位后经圆韧带的血供无法恢复,但由支持带血管的扭曲、牵拉等因素所致的血运障碍可得到缓解,因此伤后及时复位(12 小时内)可降低骨坏死的发生率。股骨颈关节囊内骨折时,窦状隙血管床和滑膜下支持带血管(包括外侧骨骺、上干骺端和下干骺端血管)都被严重损伤。股骨头的唯一血供仅来自圆韧带,当然前提是在骨折前该血管确实有功能。囊内骨折后骨坏死的发生依血管重建或未受累血管的血供情况而定,因此它可能与脱位或骨折块旋转的严重程度相关。据报道,GardenⅠ型和Ⅱ型骨折患者中 11%～16% 有骨坏死,而Ⅲ期和Ⅳ期患者则为 20%～28%。MRI 能显示疾病早期无症状时的损害情况,故相应的骨坏死发生率也会上升。

### 3.病理生理

关于骨坏死病理生理的统一概念是血管堵塞和骨质缺血而导致骨死亡。

髋关节脱位或股骨颈骨折后的股骨头血运受损是最显著的致病机制。非创伤性骨坏死的最常见致病机制是血管内凝血伴微循环栓塞。许多研究都报道了动脉和其他血管内的栓子情况。有文献还专门报道了特异性的微循环脂肪栓塞。有些骨坏死患者中血纤维蛋白肽和纤维蛋白降解产物的水平上升提示存在弥散性血管内凝血,这也间接提示存在栓塞。在人类和动物的 Shwartzman 现象和 Arthus 现象中可观察到弥散性血管内凝血、软骨下微循环的局灶性血管内凝血及骨坏死的情况。最后,在许多被认为是特发性骨坏死的患者中发现有纤维蛋白溶解减低和血栓形成倾向的情况,这两者皆伴血栓性事件发生率的上升。容易导致血管内凝血的情况包括家族性血栓形成倾向(对激活的蛋白 C、蛋白 C含量下降、蛋白 S 和抗凝血酶Ⅲ皆不敏感)、高脂血症、超敏反应(移植器官排斥、免疫复合物和抗磷脂抗体)、细菌内毒素反应及各种病毒感染、蛋白溶解酶、组织因子释放(炎性肠病、恶性肿瘤、神经外伤和妊娠),以及其他有血栓形成倾向和纤维蛋白溶解减低的情况。

### 4.发病机制

骨坏死的发病机制很复杂,目前公认的病理生理进程有以下方面。

(1)动脉性供血不足:Theron 应用数字减影对股骨头坏死的血供进行选择性动脉造影显示了进入股骨头的小动脉有中断现象。这些临床上的证据支持了动脉供血不足可以导致股骨头坏死。这一理论形成了关于股骨头坏死机制的传统观点。许多动物实验也支持动脉阻塞可以引起股骨头坏死。更有学者把兔或犬的股骨颈血管重复阻断,都可以造成股骨头坏死的模型。这些实验有力地证明了动脉缺血确实可以造成股骨头坏死。因此,在骨坏死的诸病因中,动脉缺血是确定的病因之一。可以认为,临床上股骨颈骨折、髋关节脱位、股骨头骨骺滑脱等病理过程中,动脉损伤是难以避免的。动脉供血不足很可能是这些病症并发股骨头坏死的主要原因。

(2)静脉回流受阻:静脉回流受阻引起组织坏死是公认的事实。断指(肢)再植的经验证明,接通血管的动静脉比例最好是 1:2。如果只有动脉接通,静脉不通或严重阻塞,都会使断指(肢)再植失败。同理,骨坏死的病理过程中静脉回流受阻是其病因之一,在某些疾病或骨折患者可能是主要原因。

(3)骨血管内血窦阻塞与血管外血窦阻塞:有一些疾病在骨髓血窦内占据空间形成了骨血管内血窦阻塞,如减压病,产生的骨坏死如肱骨头坏死等。另一些疾病在骨髓血管外占据空间,形成了血管外血窦阻塞,也导致了骨细胞营养不足而坏死。酒精性和激素性股骨头坏死是由于脂肪代谢障碍,大量脂肪填塞于骨髓腔内,取代了部分红骨髓。其结果是葡萄糖脑苷脂填充于组织细胞样的细胞中,这些细胞体积的膨胀,增加了髓腔内压,也产生了缺血性骨坏死。

综上所述,骨坏死的发病机制和有关影响因素中,局部骨组织缺血缺氧是骨坏死的最终共同通道。在这通道之前有各种致病因子,很难用一个病因来解释所有临床现象,因此可以认为骨坏死是多病因的,但最后通道只有1条。

### (三)病理分期

尽管在骨坏死的发生、发展过程中存在多种相关因素和发病机制,缺血仍是最本质的原因。通常认为完全缺氧6小时就足以导致造血骨髓死亡。

骨死亡后引起机体对死亡组织的炎症反应,在坏死区与存活区间血管增生及炎症细胞浸润,并在坏死区的周边出现反应性纤维组织修复界面。坏死骨吸收和新骨形成仍不明显。该期(Ⅰ期)影像学上没有明显的密度改变,只有MRI能显示骨坏死的征象。对于股骨颈骨折后骨坏死患者,伤后需4周或更长时间才能形成MRI上可见的反应性界面。该条带在$T_1$相上为低信号,$T_2$相上为高信号,组织学上即为反应性界面,其中的坏死骨质中可见空的骨陷窝。而对于非创伤性骨坏死,活检标本中也可见3个区带(坏死区、修复区、存活区)的分布,随着血管进一步深入到坏死区,骨吸收和骨形成的修复过程在影像学上表现为透亮带和硬化带(Ⅱ期)。朝向反应性界面的外缘,先前死亡的松质骨部分被纤维或板层骨所替代。该区被活的骨小梁所包绕而在影像学上表现为边界硬化。这种骨形成的方式称为爬行替代。该期尚没有关节变形或股骨头塌陷。

随着骨小梁的不断吸收,骨支持结构逐渐减弱。负重应力可导致软骨下骨折伴局灶性软骨变形和最终塌陷(Ⅲ期)。软骨下骨折碎片和挤压导致沿骨折线的软骨下透明区形成(新月征)。由于常位于股骨头的前半部分,故侧位像上往往显示得更清楚。骨质吸收后也可引起股骨头深部骨折,导致节段性塌陷。关节的变形和塌陷使得关节面不匹配,最终导致退行性关节炎(Ⅳ期)。

### (四)临床表现

疼痛通常为首发症状。股骨头坏死最常见的为腹股沟区疼痛,可放射至大腿前侧。关于0期患者是已经发生梗死还是正在梗死,以及何时疼痛更显著尚存在争论。常常因为有症状的骨坏死而行MRI时,无意中发现无症状的对侧也出现骨坏死。疼痛最明显的原因是由于死骨修复反应时的骨松质微骨折,这在X线上可能无法表现,或表现为新月征或股骨头稍变平。疼痛可能为急骤剧烈的,也可能是隐匿慢性的,有时甚至有静息痛,髋关节活动或负重时加重。患者常表现为忍痛步态,体格检查可发现相应的髋关节活动范围减少,尤其是屈曲和内旋受限。

骨坏死的并发症包括关节炎、关节脱位及半脱位、骨折和继发感染。关节炎常继发于软骨下骨折,而随着股骨头塌陷加重会出现脱位或半脱位,整个股骨头广泛坏死会造成骨折,未行手术而继发感染并不常见。有时膝关节的骨软骨破碎后会形成游离体或骨软骨瘤病,但髋关节很少出现这种情况。

不同时期的骨坏死影像学表现不同,如X线、MRI和骨扫描等具有不同特点。

除特殊原因外(如血红蛋白病等),骨坏死患者的实验室检查大多正常。血细胞计数、CRP和RF都正常,这些可排除化脓性或类风湿关节炎。部分患者可发现纤维蛋白溶解减低,此时组织中血浆酶原激活物水平较低,血浆酶原激活物抑制剂水平升高,脂蛋白A水平很高,抗血栓蛋白C或蛋白S水平下降及对激活的蛋白C下调凝血因子V和因子Ⅷ功能耐受。

### (五)诊断与鉴别诊断

1.诊断

尽管已经用许多种技术来尽可能早期诊断骨坏死,如X线平片、静脉造影、骨髓腔内压力测定、活检、CT、骨扫描和MRI等,但没有一种技术能确切诊断。另一种替代的方法是使用临床诊断标准。日本骨坏死多中心协会提出了标准化的股骨头非创伤性坏死的临床诊断标准。最简单有效的诊断标准如下。

(1)X线上股骨头塌陷而无关节间隙变窄或髋臼异常(包括新月征)。

(2)股骨头边界硬化而不伴关节间隙狭窄或髋臼异常。

(3)骨扫描示放射性低减区。

(4)MRI在$T_1$相上的低信号带。

(5)组织学上显示骨小梁及骨髓坏死。

上述5条中满足任何2条,诊断的敏感性和特异性分别为91%和99%。

和所有的疾病一样,只有早期诊断才可能获得好的治疗效果。1985年Ficat提出骨功能检查,这是一种安全、简便的早期诊断方法,即第一步进行骨内压测定,第二步进行骨髓静脉造影和髓芯活检。但这是一种创伤性的方法,目前临床很少应用。骨同位素显像对股骨头坏死早期诊断亦有较高的阳性率。

2.鉴别诊断

需与Ⅰ期骨坏死鉴别的情况包括疲劳骨折、炎症性疾病、非特异性滑膜炎和一过性骨质疏松。MRI有助于排除这些情况。疲劳骨折或隐匿骨折时,$T_1$相为低信号带,$T_2$相为该信号带周边的高信号区。滑膜炎时,股骨头信号正常,伴有渗出或滑膜肿胀。一过性骨质疏松时,股骨头(有时包括股骨颈)大多在$T_1$相上显示弥漫低信号,$T_2$相上则为高信号。尽管在坏死周边发生塌陷后就可见到骨髓水肿,但骨坏死时$T_1$相上示低信号区,$T_2$相上内侧条带为高信号区,而外侧条带为低信号区。骨坏死时骨扫描示放射性低减区,而一过性骨质疏松时为弥漫性放射性增高区,因而能增加诊断的准确性。骨扫描对诊断多发性骨坏死也很有用,对Ⅱ期和Ⅲ期骨坏死,X线基本就能明确诊断,但尚需排除肿瘤,后者也符合诊断标准。对严重的Ⅳ期骨坏死,原因已经难以弄清,无法区分退行性骨关节炎和创伤后骨关节炎。

(六)临床处理

创伤性骨坏死与非创伤性骨坏死总的治疗原则是相同的。临床上习惯将其治疗方法划分为非手术治疗和手术治疗两大类。

1.非手术治疗

(1)保护性负重:使用双拐可有效减少股骨头坏死患者的疼痛,但不提倡使用轮椅。关于应用该方法能否减少股骨头塌陷仍存在争论。

(2)药物治疗:药物治疗对早期骨坏死有治疗作用,但目前尚无特定的药物经过严格科学方法证明可以使骨坏死的病理过程逆转。有些血管舒张药物或改善骨质疏松的药物也许对治疗有所帮助,舒筋活血的中药对患者全身的作用可能大于局部治疗骨坏死的作用。

(3)介入治疗:股骨头坏死的介入治疗是在C臂机监视下将溶栓、抗凝、血管扩张药以及中成药等直接注入旋股内、外侧动脉及闭孔动脉等股骨头供血动脉,或插管灌注配合局部坏死区内注射促骨生长剂,以达到扩张股骨头区血管、溶解脂肪栓子、疏通股骨头微循环改善局部血供、促进新骨生长和修复坏死股骨头的目的。

(4)基因治疗:关于股骨头坏死的基因治疗还局限于实验阶段。实验证明转染血管生成素-1(Ang-1)基因的骨髓间充质干细胞对兔股骨头坏死有修复作用。血管内皮生长因子(VEGF)基因、碱性成纤维细胞生长因子(bFGF)基因转染可促进坏死骨组织内血管再生,促进坏死骨修复,但应用于临床还有许多难题没有解决。

(5)干细胞移植:目前,临床上有应用自体骨髓间充质干细胞移植治疗早期股骨头坏死的报道,但具体疗效研究较少,而且其诱导分化过程以及相关机制有待进一步研究。

(6)组织工程治疗:骨形态生成蛋白(BMP)是目前唯一能诱导异位成骨的细胞因子,因而成为骨组织工程学研究中最重要的生长因子。目前已有采用髓芯减压后非细胞型组织工程化异体骨复合 bBMP、自体骨髓植入治疗青壮年股骨头坏死的报道,近期疗效尚可,但远期疗效有待进一步研究。

**2.手术治疗**

以股骨头坏死的手术治疗原则为例,总结骨坏死的手术方法,同样适用于其他部位骨坏死的手术方法选择。手术治疗包括保留患者自身股骨头的手术和人工髋关节置换术两大类。保留股骨头的手术包括髓芯减压术、植骨术、截骨术等,如果方法选择恰当,可避免或推迟行人工关节置换术。

(1)股骨头髓芯减压术:由于钻孔减压可以预防股骨头塌陷,尤其以 Ficat Ⅰ期明显,所以也是一种治疗选择。减压术的主要危险是股骨颈骨折,术后保护下负重 2~3 个月。

(2)带血管自体骨移植:包括带血管腓骨移植、带血管髂骨移植等,但此类手术可能导致供区并发症,并且手术创伤大、手术时间长、疗效差别大。

(3)不带血管骨移植:植骨方法包括压紧植骨、支撑植骨等,应用的植骨材料包括自体骨松质、异体骨、骨替代材料。此类手术适用于Ⅱ期和Ⅲ期早期的骨坏死。

(4)截骨术:包括成角截骨和旋转截骨,可减少病变区的应力,缓解症状,并使得股骨头变形不再加重,病变愈合。

(5)人工关节置换术:股骨头一旦塌陷较重,出现关节功能障碍或疼痛较重,应选择人工关节置换术。对 50 岁以下患者,可选用有限股骨头表面置换、金属对金属的表面置换或双动股骨头置换。此类关节成形术为过渡手术,能为日后翻修术保留更多的骨质,但各有其适应证、技术要求和并发症,应慎重选择。人工关节置换术对晚期股骨头坏死有肯定疗效,人工全髋置换术是目前治疗晚期股骨头坏死的最好选择。然而,人工全髋关节本身也有不少的并发症,尤其是关节的松动尚未能解决。

### (七)健康教育

(1)不宜进行剧烈运动或劳损性大的运动,如跑步及过度剧烈的球类活动。若发现手术后关节有红肿、疼痛现象,应主动求诊。

(2)骨折牢固固定后,要早期开始功能锻炼,促进骨愈合,增加患部血运。术后应定期随访,适当口服促进血运的中药和钙剂,预防骨折处缺血的发生。

(3)因为相关疾病必须应用激素时,要掌握短期适量的原则,并配合扩张血管药、维生素 D、钙剂等,切勿不听医嘱自作主张,滥用激素类药物。

(4)应改掉长期酗酒的不良习惯或戒酒,脱离致病因素的接触环境,清除酒精的化学毒性,防止酒精吸收。

(5)对职业因素如深水潜水员、高空飞行员、高压工作环境中的人员,应注意劳动保护及改善工作条件,确已患病者应改变工种并及时就医。

(6)饮食上应做到不吃辣椒,不过量饮酒,不吃含有激素类成分的食物,注意增加钙的摄入量,多食新鲜蔬菜和水果。多晒太阳,适度活动。

## 二、康复评定

### (一)评定内容

#### 1.肢体长度及周径测量

骨折后,肢体的长度和周径可能发生变化,测量肢体长度和周径是必要的。

(1)肢体长度的测量:上肢和下肢分别测量。下肢长度有真性长度和假性长度之分。假性长度指从脐到内踝间的距离。假性长度的测量方法在临床上并不常用,常常使用的方法是下肢真性长度的测量。下肢真性长度的测量方法是用皮尺测量髂前上棘通过髌骨中点至内踝(最高点)的距离。测量时可以测量整个下肢长度,也可分段测量大腿长度和小腿长度。大腿长度是指从髂前上棘至膝关节内侧间隙的距离。而小腿长度是指从膝关节内侧间隙至内踝的距离。

(2)肢体周径的测量:进行肢体周径测量时,必须选择两侧肢体相对应的部位进行测量。为了解肌肉萎缩的情况,以测量肌腹部位为佳。测量时用皮尺环绕肢体已确定的部位1周,记取肢体周径的长度。患肢与健肢同时测量进行对比,并记录测量的日期,以便康复治疗前后疗效对照。下肢测量常用的部位是测量大腿周径时取髌骨上方 10 cm 处,测量小腿周径时,取髌骨下方 10 cm 处。

#### 2.肌力评定

发生骨坏死后,由于疼痛等原因肢体活动减少,常发生肌肉萎缩,肌力下降。肌力检查是判定肌肉功能状态的重要指标,常用徒手肌力评定(MMT)法,主要检查坏死骨周围肌群,上肢有三角肌、肱二头肌、腕屈伸肌,下肢有股四头肌、腘绳肌、胫前肌、小腿三头肌等。也可采用等速肌力测试。

3.关节活动度评定

检查患者关节活动范围是康复评定主要内容之一,检查方法常用量角器法,测量关节各方向的主、被动关节活动度。

4.步态分析

下肢骨坏死后,极易影响下肢步行功能,应对患者施行步态分析检查。步态分析的方法有临床分析和实验室分析。临床分析多用观察法、测量法等,实验室分析包括运动学分析和动力学分析。

5.下肢功能评定

下肢骨坏死,重点是评估步行、负重等功能。可用 Hoffer 步行能力分级、Holden 功能步行分类。

6.神经功能评定

常检查的项目有感觉功能检查、反射检查、肌张力评定等。

7.疼痛评定

通常用 VAS 法评定疼痛的程度。

8.平衡功能评定

常用的量表主要有 Berg 平衡量表、Tineti 量表,以及"站起-走"计时测试。

9.日常生活活动能力评定

常用改良 Barthel 指数和功能独立性评定。

10.骨坏死治疗效果的评定

骨坏死治疗效果缺乏统一的标准。1994 年有研究者提出了成人股骨头缺血性坏死疗效评价标准(草案),该评价标准包括临床评价(60 分)和 X 线评价(40 分)两个部分,满分为100 分,故又称为百分法成人股骨头缺血性坏死疗效评价法。

成人股骨头缺血性坏死疗效评价法(百分法):临床评价(60 分)＋X 线评价(40 分)＝100(分)。

**(二)注意事项**

评定需在详细了解病史且完成了全面检查的基础上进行,切忌只顾局部,不看整体,或单凭X线片做出草率诊断或评估。评定要在治疗前、中、后分别进行,并需粗略了解患者手术情况。随着康复的进程,康复评定的内容应有所侧重和调整。

### 三、康复治疗

康复治疗对促进坏死区骨质修复、改善关节功能、加强关节塑形、提高患者生活质量、降低致残率等有较好的作用。

**（一）目的**

防止组织粘连、肌肉萎缩、关节僵直，改善患病关节的功能状态，重塑坏死的骨组织。

**（二）原则**

（1）尽早开始功能训练，并以不负重训练为主。

（2）坚持长期训练，循序渐进，防止暴力训练。

（3）根据患者的不同病情进行个体化训练。

（4）主动训练为主，被动训练为辅。

（5）防止训练中再次损伤。

（6）局部训练与全身训练有机结合。

**（三）方法**

（1）康复知识宣传教育：对骨坏死要早诊断、早发现、早治疗。

（2）避免负重：包括部分负重及不负重，并且病侧扶拐以减少病髋的负重。应用于塌陷前的股骨头坏死，即 Ficat Ⅰ期及Ⅱ期时效果更好一些。

（3）牵引：可缓解股骨头压力、减轻疼痛、促进血液循环。在卧床休息的同时，配合牵引治疗是一种较好的辅助治疗措施，牵引重量一般为体重的 10% 左右。牵引时间为 30~60 分钟，每天 3 次，80 天为 1 个疗程。牵引患者可进行以下运动：①利用床上吊环，屈曲健膝关节，用健足蹬床，保持患肢在牵引下抬高臀部运动，每次 5 遍，要求保持整个臀部平衡，不能歪斜，抬离床面15°~30°；②利用床上吊环抬高上身及扩胸运动，每次 10 遍，胸背部抬离床面＞30°，训练每天3~4 次，由治疗师进行演示、指导并协助完成。

（4）传统康复治疗方法：可使用针灸、推拿、药熏等。

（5）药物治疗：适用于早期股骨头缺血性坏死的患者，可采用非甾体消炎剂。针对高凝低纤溶状态可用适量肝素、阿仑膦酸钠等防止股骨头塌陷。可采取辨证施治的方法，服用一些促进骨愈合的药物来促进骨生长，增加骨密度，恢复血运，加速坏死骨的修复。

（6）物理因子治疗。①超短波：患部对置或并置，微热或温热量，每次 15~

20 分钟,每天1次,15～20 次为1个疗程。②磁疗:患区局部治疗,每次 20 分钟,每天1次,15～20 次为1个疗程。③红外线:患区局部照射,距离 30 cm 左右,温热感,每次 20～30 分钟,每天 1 次,④毫米波:患区局部照射,每次 30 分钟～1 小时,每天 1 次,15～20 次为 1 个疗程。⑤低频调制的中频电疗:患区对置,选用止痛或改善血液循环的处方,每次 15～20 分钟,每天1次,15～20 次为1个疗程。⑥冲击波疗法:适应证为 Ficat Ⅰ期、Ⅱ期及Ⅲ期患者。病程超过6个月时,Ficat Ⅰ期、Ⅱ期效果较Ⅲ期为佳,要求局部软组织无明显感染及无全身禁忌证。

(7)患肢股四头肌等长收缩练习:保持 10 秒,放松 5 秒,由每天 10 次开始,每次 15～20 遍,逐渐增加。足趾伸、屈及踝关节跖屈、背伸练习,特别强调踝的背伸运动。

健侧下肢和双上肢各关节的主动活动及抗阻运动,每天 3～4 次,每次 10～15 分钟,或以有轻度疲劳感为度。

(8)鼓励患者进行患肢足、踝、膝关节主动运动。其间可用 CPM 做髋、膝关节的被动功能锻炼,从 30°开始逐渐增加到 90°,每天 2 次,每次 1～2 小时。腘绳肌、臀大肌伸髋、伸膝位等长收缩,每次 10～20 遍,每天 2～3 次。还可进行抬高臀部运动、扩胸运动等。

开始定时给患者行按摩(由足趾向上轻柔按摩),患者可取半卧位。

(9)仰卧位主动屈、伸髋关节与膝关节,0°～30°膝关节等张伸直练习,末端保持10秒,放松 5 秒。忌屈髋＞90°。每次 10～20 遍,每天 2～3 次。让患者半卧位,以防坠积性肺炎及心肺功能障碍,注意测血压、心率。

继续桥式运动,末端保持 10 秒,放松 5 秒。

悬吊髋外展位髋内收肌及外展肌的等长收缩,保持 10 秒,放松 5 秒,以上动作每次重复10～20 遍,每天 2～3 次。

坐位水平移动:向患侧移动时,先患肢外展,再手及健足支撑移动臀部向患侧。向健侧移动时相反。治疗师注意协助患者保持患肢外展位屈髋 90°。每次 5～10 遍,每天 2～3 次。

(10)站立训练:①外展训练,按照被动到助力再到完全主动的顺序。注意不可髋内旋,末端保持 10 秒;②屈髋、屈膝训练,注意身体直立,屈髋＜90°,不可内旋;③髋后伸训练,注意身体直立,不可内旋,末端保持 10 秒。

(11)助行器步行训练:根据骨折愈合和内固定情况,鼓励患者使用助行器,不负重行走,宜采用渐进式,早期不易久站,下肢使用弹力绷带包扎。注意转身时应先向转身侧迈出一步,移动助行器,再跟上另一侧肢体。内固定患者若扶双拐,则采用四点步训练,可足尖点地步行,每次 50～100 m,每天 2～3 次。

情况良好者可进行单拐三点步训练和上、下楼梯训练。上楼梯时顺序为健肢到患肢再到拐;下楼梯时顺序为患肢到拐再到健肢。

进行使用穿袜器及拾物器的训练,给予家庭环境改造的建议。

(12)2 周后改为以主动活动为主,活动范围逐渐增大,术后 4 周时接近正常活动范围。床上坐起:逐渐坐起,让患者渐取坐位和缓慢翻身。继续增加髋与膝的主动屈伸运动,避免引起明显疼痛。继续肌力及步行练习:注意步行的速度、耐力、楼梯及斜坡技巧。必要时行被动牵伸及水疗。辅以日常生活活动训练及辅助具的使用。

(13)逐渐负重:逐渐增加下肢内收、外展的主动运动,进行股四头肌抗阻力练习,恢复膝关节伸屈活动的练习。增加下蹲站起训练与马步练习。进行本体感觉和功率自行车的训练。

3 个月或半年后视骨坏死情况,从双拐而后用单拐做部分负重的步行训练,再到大部分负重行走。待 X 线摄片显示骨折已愈合,且无股骨头坏死的情况,方可弃拐行走。

(14)心理指导:把心理康复作为功能康复的枢纽,以心理康复促进和推动功能康复。

**(四)具体操作**

1.对患侧肢体进行减重练习

(1)侧卧,可以使用悬吊带,做髋关节前屈、后伸动作,动作缓慢,每个动作 20～30 次为 1 组,2～4 组连续练习,组间休息 30 秒。

(2)仰卧,可以使用悬吊带,做髋关节外展、内收动作,动作缓慢,每个动作 20～30 次为 1 组,2～4 组连续练习,组间休息 30 秒。

2.髋关节活动度训练

(1)屈髋分合:仰卧位,双手置于体侧,双足不离床面,屈膝屈髋 45°,以双足为轴心,以膝为主,带动大腿向两侧尽量分开,使髋关节充分舒展,然后回位,幅度逐渐增加,每次 5～10 分钟。

(2)内外旋转练习:仰卧位,双腿伸直,双足分开与肩等宽,双手置于体侧,以双足跟为轴心,双足尖及腿做内旋、外旋活动,每次 5～10 分钟。

(3)展髋开合法:仰卧位,双腿伸直并拢,分腿尽量外展,再并拢,动作要慢,每次 5～10 分钟。

(4)屈膝动髋法:仰卧位,两腿轮流屈、伸膝关节,左腿屈时,右腿要尽量伸直,足跟贴床。反复活动20～30次。

(5)抱膝法:仰卧位,患肢屈髋、屈膝,双手叉指合掌抱住小腿近端前方,反复屈肘向上拉与主动屈髋运动相结合,加大屈髋力量及幅度,持续 3～5 分钟,次数、幅度逐渐增加。

(6)空蹬屈伸法:仰卧位,双手置于体侧,双腿向上伸直,然后双腿交替屈髋屈膝,使小腿悬于空中,像蹬自行车一样运动,以屈曲髋关节为主,幅度、次数逐渐增加。

(7)患肢摆动法:仰卧位,双腿伸直,双手置于体侧,患肢直腿抬高或抬高到一定限度,做内收、外展活动,重复8～10次。

(8)直腿后伸法:俯卧位,双腿伸直,双手置于胸前上方,单腿后伸,双侧交替。重复8～10次。尽力后伸,动作缓慢,逐渐加大幅度、次数。

(9)蹬车活动法:患者稳坐于功能锻炼车,如蹬自行车行驶一样,动作缓慢,速度逐渐加快。

(10)坐位屈髋法:患者正坐于床边或椅子上,双下肢自然分开,患腿反复做屈髋屈膝运动。重复8～10次。

3.肌力练习

肌力练习可预防及治疗肌无力,避免肌肉萎缩,使关节肌力、稳定性增强,具有关节保护作用,防止向骨关节炎进展;同时还具有缓解疼痛及改善关节功能的作用。

(1)仰卧,屈膝屈髋20～30次为一组,以轻微疼痛为限,2～4组连续练习,组间休息 30 秒。

(2)仰卧,直腿抬高20～30次为一组,以轻微疼痛为限,2～4组连续练习,组间休息 30 秒。

(3)侧卧,大腿外展20～30次为一组,以轻微疼痛为限,2～4组连续练习,组间休息 30 秒。

(4)俯卧,大腿后伸20～30次为一组,以轻微疼痛为限,2～4组连续练习,组间休息 30 秒。

**(四)注意事项**

(1)了解患病关节的运动范围及明确关节运动受限的原因。

(2)检查运动范围内的疼痛部位及明确运动受限的直接原因。

(3)根据骨坏死的分期、类型、骨关节周围软组织的功能受限程度及体质,选择适宜的锻炼方式和方法。

(4)尽早开始功能锻炼,关节运动要慢慢进行,绝不可粗暴,注意患者的疼痛反应和逃避现象。

（5）功能锻炼应以主动为主，被动为辅，主动、被动锻炼相结合，且动作要协调，适当增加一些抗阻力锻炼。

（6）运动量应由小到大，由少到多，循序渐进，逐步增加，以第二天不感到疲劳为度。

（7）并发骨关节炎患者因运动所致的疼痛以在 1 小时内消失为度。

（8）指导正确扶拐：运用拐杖可以减轻患肢负荷，是减轻症状、延缓骨结构损害的最好措施。

（9）锻炼要持之以恒，康复工作者应给予及时、正确的指导。

**（五）随诊**

数天内拍 X 线片复查 1 次，然后每 2～3 个月拍片复查 1 次。骨折愈合后仍应继续随诊，每 6～12 个月复查 1 次，直至术后第 5 年。

# 第五节　老年骨质疏松症

骨质疏松症是一类伴随增龄衰老或由医学原因引起的全身性骨代谢疾病。本病以骨量丢失、骨组织显微结构破坏为病理改变，以骨强度下降、骨脆性增加、骨折危险频度增大为特征，以骨痛、易于发生骨折为主要临床表现的。人体衰老是生命过程的自然规律，一般生长发育到 30 岁达到高峰。一旦过了 30 岁，人体的组织结构和生理功能会逐渐出现退行性变化，主要表现为体内脏器组织萎缩、体重减轻、实质细胞总数减少，机体的再生能力、储备能力、防御能力均降低，内环境稳定性下降。同时，人们长期的不良饮食习惯、恶化的社会生活环境等因素也会导致机体出现一些病理改变。进入老年期，老化的速度会加快，但不同的个体衰老的速度不一样，除与遗传、生物因素有关外，还与心理、社会、文化、环境等多种因素有关。

**一、老年人生理特点**

**（一）老年期生理性衰老的基本变化**

1.人体结构成分的衰老变化

（1）水分减少：60 岁以上的男性老年人全身含水量为 51.5%（正常为 60%），

女性老年人全身含水量为42.0%～45.5%(正常为50%)。老年人细胞内含水量由42%降至35%,细胞外水分不变,所以老年人用发汗退热的药物时要注意可能发生脱水现象。

(2)脂肪增多:随着增龄,新陈代谢逐渐减慢,耗热量逐渐降低。当老年人进食热量超过消耗量时,多余的热量就转化为脂肪,蓄积于体内,使脂肪组织的比例逐渐增加,身体逐渐肥胖。例如,75岁老年人与25岁青年人比较,脂肪蓄积自15%增加至30%,人体脂肪含量与水含量呈反比,脂肪含量与血总胆固醇含量呈平行关系。因此,血脂随增龄而上升。

(3)细胞数减少,器官及体重减轻:细胞数减少速度随增龄而逐渐加快,最终75岁老年人的组织细胞减少约30%,骨组织自6%下降至5%。由于老年人的细胞发生萎缩、凋亡及水分减少,所以人体各器官重量和体重均减轻,其中以肌肉、性腺、脾、肾等减重更为明显。细胞萎缩最明显的是肌肉,肌肉弹性降低、力量减弱、易疲劳,老年人肌腱、韧带萎缩僵硬,致使动作缓慢,反应迟钝。

(4)器官功能下降:主要表现在各器官的储备能力减少,适应能力降低和抵抗能力减退等。

2.老年活动及适应能力的变化

老年人运动的灵敏性和准确性下降,常常表现力反应迟钝。对外界和体内环境改变的适应能力下降,活动时易出现心悸气短,活动后体力和心率恢复时间延长。对冷、热适应能力减弱,夏季易中暑,冬季易感冒。年轻人很易应付的一些体力和脑力劳动,老年人常难以负担。由于对体位适应的能力减退,老年人很容易出现血压波动巨大的情况。老年人代谢能力低下,经口或静脉注射葡萄糖负荷或静脉注射钙负荷后会导致其高血糖或高血钙均持续时间较长。总之,老年人的内环境稳定性较年轻人明显降低。

**(二)老年期机体代谢的变化**

在代谢方面,青年期的特点是进行性、同化性和合成性,而老年期的特点则是退行性、异化性和分解性。老年期的特点通常在衰老症状出现前就已经开始。

1.老年期代谢变化的特点

(1)物质"储备"减少:从总体上看,老年人机体物质储备减少,对机体代谢产生不利影响。例如,糖原储存减少可以使机体三磷酸腺苷生成减少,各器官和组织供能不足,导致功能障碍;同时,由于热量产生减少,老年人体温常常偏低;老年人蛋白质代谢呈负氮平衡,免疫球蛋白合成减少,抗体生成不足,感染抵抗力明显下降。

（2）"稳态"调控失衡：正常情况下，机体内部各系统、器官的功能处于协调、稳定的状态即稳态。在神经-内分泌系统的精确调控下，血糖、血脂、血电解质浓度、渗透压及pH等重要生命指征处于相对稳定的状态。老年人机体由于神经-内分泌系统老化，调控稳态的能力减弱，导致血糖、血脂等重要生命指征发生异常，成为老年人冠心病、动脉粥样硬化及糖尿病等高发病的病理基础之一。

（3）调节反应迟钝：正常情况下当体内外各种致病动因作用于机体时，机体可动员各种调节反应，迅速提升抗病能力（应激反应）。例如，在应激反应中血糖可迅速升高，以便提供更多的能量，机体可以大量合成具有保护作用的蛋白质（如热休克蛋白和急性期反应蛋白等）以增加机体对各种致病动因的抵抗力。老年人机体由于各系统、器官功能全面下降，对体内外致病动因不能作出迅速的反应。因此，老年人在高热、冷冻、疲劳及感染等情况下比青年人更容易发生有生命危险的情况。

2.老年人四大物质的代谢特点

（1）糖代谢变化：老年人糖代谢功能下降，有患糖尿病的倾向。研究证明，50岁以上糖代谢异常者占16％，70岁以上糖代谢异常者占25％。老年期餐后血糖和空腹血糖均随增龄呈上升趋势，而对葡萄糖的耐受性则随增龄呈下降趋势，胰岛功能减退，胰岛素合成和分泌减少，分布在细胞膜上的胰岛素受体的亲和力和密度下降，加之，老年人体力活动下降，脂肪沉积相对增加，从而加重了胰岛负担；同时，老年人肾糖阈上升，血糖上升时产生的代偿性糖尿及多尿反应减弱，血糖容易处于持续升高的状态，因此，容易发生血浆的高渗透状态。长期持续的血糖升高，除了干扰能量代谢外，也使机体水、盐代谢和酸碱平衡发生紊乱，并产生多种严重的并发症。

（2）脂代谢变化：随着机体老化，不饱和脂肪酸形成的脂质过氧化物易积聚，后者极易产生自由基。随年龄的增长，血中脂质明显增加，易患高脂血症、动脉粥样硬化、高血压等疾病。

（3）蛋白质代谢变化：蛋白质代谢的衰老变化是人体生理功能衰退的重要物质基础。随增龄，老年人血清总蛋白浓度可能变化不大，但组成血清蛋白的各组分已发生显著的与增龄相关的变化。比如，血清蛋白含量降低，总球蛋白增高，蛋白质分子可随增龄而形成大而不活跃的分子蓄积于细胞中，致使细胞活力降低，功能下降。老年人血清蛋白含量下降是普遍趋势，这是老年人营养失调的主要危险因素之一。老年人蛋白质代谢分解大于合成，消化、吸收功能减退。随年龄的增长，各种蛋白质的量和质趋于降低。蛋白质轻度缺乏时，会出现易疲劳、体重减轻和抵抗力降低等症状；严重缺乏时，则会引发营养不良性水肿、低蛋白血症及肝肾功能降低。但是，如果老年人长期过量高蛋白饮食，也会增加功能已减退的肝、肾等器官的负担。

（4）无机物代谢变化：老年人细胞膜通透功能减退，离子交换能力降低。最显著的无机物异常代谢表现为骨代谢，尤以骨质疏松为甚。随着年龄增长，机体减弱了对水代谢的调控能力，使机体使用某些药物的情况下，水代谢受到干扰，不能保持平衡，最终导致水代谢紊乱。同样，老年人的钠代谢和钾代谢能力随着年龄的增加而减弱。

### （三）老年人各系统的生理变化

#### 1.运动系统的生理变化

人体运动系统包括骨、关节及肌肉 3 个部分，并构成了人体的支架和基本形状。它们占人体重量的大部分，约占成年人人体总重量的 70％。

（1）老年期骨骼系统的生理变化：从 20 多岁开始，骨吸收的速度逐渐超越骨形成的速度，导致骨的质量下降。对女性而言，骨质减少的速度在停经前后开始加速，一生中损失 35％的致密骨和 50％的松质骨。而男性一生损失的骨质约为女性的 2/3。此外，骨内的胶原蛋白随年龄增加而失去弹性，身体修补微骨折的速度也变慢，导致骨骼的强度变差，因而更容易发生骨折。如果骨质流失太快，而使骨骼无法维持结构上的完整性，便会造成临床上的骨质疏松症。老年人骨骼系统的改变主要为骨质疏松、骨萎缩，其病因很多，但大多数学者认为激素水平的改变、营养状况和运动不足是发病的关键因素，是机体老化的表现之一。

激素因素：骨质疏松的根本因素。通常骨质疏松发生于女性绝经后的 10 年内，雌激素可拮抗甲状旁腺激素和皮质醇，减少骨吸收和增加骨有机质的合成，为钙盐沉积提供场所，而女性绝经后则雌激素分泌降低。雌激素也有抑制破骨细胞活性，减少骨质吸收和促进骨细胞活性的骨质形成作用，血中雌激素水平越低，其尿中排出的钙量越多，从而导致缺钙发生骨质疏松。男性激素减少被认为是引起男性骨质疏松的主要原因，雄性激素减少可引起蛋白的合成不足，钙吸收下降，而性腺功能减退可直接导致骨质疏松的原因尚不清楚。但许多资料表明，65 岁以上的男性血游离睾酮水平与髋部的骨密度关系密切，男性出现明显的骨钙丧失在 50 岁以后，因此，男性骨质疏松多发生在 70 岁以后。骨质疏松与血中的钙水平有关，老年肾脏的 1,2-羟化酶活性降低，钙吸收减少，从而导致椎体骨钙含量随年龄增加而明显降低，其降低幅度与年龄具有非常显著的相关性。老年女性的肾脏对酸碱平衡的调节功能减退，或因其喜食甜和油腻食物造成血液酸化调节失常,而血液酸化的直接后果是骨溶解。衰老使小肠黏膜上皮细胞形成钙结合蛋白不足或使其活性减退,均可影响肠道对钙的吸收。老年人由于多种蛋白质结合功能减退,因而不能形成满意的骨基质。生长激素是影响骨形成的介质,它随年龄的增长而减少,故老年人的骨形成受影响。

营养因素:由于各种因素的影响,老年人尿中排出钙量增加,因此每天钙的需要量增加。如果钙摄入量不足,不能维持正常血钙水平,机体就要将骨中的钙释放入血中,因此骨中的钙质就会逐渐减少,长期缺钙会导致骨矿物质量的丢失。蛋白质的缺乏会使骨有机质形成不良,也可导致骨质疏松。维生素 C 不足,会使所有的细胞包括成骨细胞分泌的细胞间质减少,影响骨基质形成,并使胶原的成熟发生障碍。

运动不足及生活习惯:体力活动对骨钙的代谢影响极大,活动越多对骨的牵拉越强,就能促使骨细胞转为成骨细胞,有利于新骨形成。不爱运动,以坐卧为主的生活方式及许多原因引起的废用,使骨的机械刺激不足,以致骨形成少而吸收多,从而导致骨萎缩、骨质疏松。户外活动少,日照不足,致维生素 D 不足,也是导致骨质疏松的原因之一。另外,吸烟、酗酒与骨密度降低也有着密切关系。

(2)老年期关节的生理性变化:关节软骨的表面随年龄增加由平滑逐渐变粗糙,软骨的强度变差,水分含量减少,其他的组成成分也会改变。由于老年人的关节软骨、关节囊及韧带发生明显改变(如关节软骨粗糙、软骨基质减少,所以发生韧带退行性变化、韧带纤维化、关节囊出现结缔组织增生等现象,使老年人容易发生各种关节病。约有 50% 老年人出现风湿样症候群,较常见的为退行性骨关节炎,又称老年性关节炎。

(3)老年期肌肉的生理性变化:随着老化,肌纤维数量逐渐减少、体积逐渐变小,使得肌肉质量从 30 岁到 80 岁减少 30%~40%,其中以下肢近端肌肉的减少最多。肌肉内的脂肪与纤维化的比例随老化而逐渐增加,尤其是快速收缩的第二型肌纤维。伴随肌肉减少及脂肪增加,水溶性药物因分布容积减小而容易造成药物中毒,脂溶性药物因分布容积变大而使半衰期延长。个体间的差异颇大,同一个体的不同肌肉群也有很大差异,越常使用的肌肉越不易随老化而失去功能(如膈膜)。肌肉的力量随年龄增长而减弱,男性比女性更明显。

随着年龄的增长,肌肉重量也逐渐减少,例如 30 岁男性肌肉重量占体重的43%,而老年人肌肉重量仅占体重的 25%。老年人由于内分泌因素、营养因素、运动量减少及其他老年性改变,导致肌肉的韧性及收缩性减少,脆性增加,因而容易损伤。

老年人出现肌肉质和量的变化是由于肌细胞水分减少,细胞间液增加,肌纤维变细,其弹性、伸展性、兴奋性和传导性都大大减弱,使肌肉逐步萎缩。试验测得:女性 70～80 岁时,手的肌力约下降 30%,而男性则约下降 58%。随着年龄增加,肌肉的氧耗量减少,故老年人容易疲劳、受损伤,损伤后恢复很慢。老年人的肌肉强度可经训练而增强,故康复治疗矫正失用性萎缩相当重要。

2.呼吸系统的生理变化

胸廓的前后径随着年龄增加而渐增,其弹性也因肋骨钙化与肋间肌强度减弱而逐渐丧失。由于胸廓变形,呼气时肺的弹性回缩能力随老化而变差变弱,肺顺应性降低,呼吸肌的强度与耐力亦逐渐下降,呼吸肌群的肌力减退,导致肺活量减少。80 岁与 17 岁相比,肺活量减少约 75%,残气量增加约 50%,肺泡弥散能力下降约 1/3,最大氧摄入量下降约 50%。以上情况说明肺储备功能明显降低,当肺部感染和其他系统感染伴高热时,容易出现心、脑缺氧症状,甚至呼吸衰竭。

气管与支气管的直径变大,肺泡变平,肺泡表面积以每 10 年 4% 的速度减少,肺泡微血管的数目减少,且纤维化的程度增加。此外,呼吸道纤毛的活动能力和数量下降,咳嗽功能减弱,呼吸中枢对通气的支配也明显减弱。由于肺部通气与灌注比例不协调性增加,一氧化碳从肺泡扩散入微血管的能力下降,血氧浓度受此影响也下降,其数值每十年约下降 0.4 kPa(3.2 mmHg),故有人建议用 100 减去年龄的 1/3 来粗略估计该年龄可接受的动脉血氧分压。另外,动脉血的气体酸碱度(pH)维持不变或稍微下降,二氧化碳分压($PaCO_2$)维持不变或稍微上升,以上两者即使稍有变化,其数值仍在一般参考值内。肺功能随年龄增加会出现肺总量稍微降低、肺活量降低、残余容量增加,以及闭锁容量增加的现象。另外,1 秒内最大呼气容积从 20 岁左右开始逐渐下降,不吸烟者每年减少 20～30 mL,吸烟者每年可减少 70～80 mL。肺部无效腔从 20 岁开始增加,至 60 岁时可增加 20%～40%。老年人在呼吸时,会因上述变化而付出较大的做功,对剧烈运动的耐受力差,并容易发生肺部感染。另外,抽烟、运动与居住环境等因素均会改变肺功能衰退的速度。

3.心血管系统的生理变化

(1)心脏老化所致的功能改变:老年人心排血量逐步下降。在最大负荷下,70～80 岁老年人的心排血量为 20～30 岁青年人的 40%,即每 10 年下降约 10%。休息时,卧位心排血量在 61 岁时较 23 岁时减少 25%;但在休息时,坐位心排血量无明显改变,这是由于老年人由卧位改为坐位时排出量下降较少。据研究报道,正常老年人每搏输出量为$(63.6\pm28.0)$cm$^3$,较中年组减少 $15\%$。由于老年人血容量下降很少,因而平均血循环时间(血容量/输出量)随着增龄而增加。最大耗氧量下降的速度与心排血量下降速度近似,其减少的主要原因是最大心率减少,其次是最大心搏出量下降。另外,还受肥胖、活动减少或吸烟等因素的影响。

老年人心脏的储备力降低,对外界应力的反应能力下降,主要受下列 3 个因素影响:①承受外界应力时,心率不能成比例增加,其原因除窦房结、房室结及束支中结缔组织增加外,还发现与心肌纤维的儿茶酚胺受体数量减少,心肌接受刺激和产生机械反应之间的不应期延长有关;②心肌等张收缩和舒张时间延长,老年人的左心室射血期逐渐缩短,而射血前期则随年龄增长而延长,反映左心室室壁收缩速度减慢;③心肌纤维的顺应性降低,心肌收缩后舒张不充分,原因可能是结缔组织增加或心肌本身的老化,因而降低了心肌的工作效率。

窦房结的细胞数量从 20 岁开始减少,至 75 岁时仅剩约 $10\%$,心脏瓣膜与传导系统可以发生纤维化与钙化。窦房结与传导系统的退化,使老年人较易罹患病态窦房结综合征。

伴随年龄增加,心排血量逐渐减少,脏器局部血流阻力逐渐增加,最终对各脏器的血供也减少。不同的脏器,血供减少程度并不相同。总的来看,流向脑部和冠状动脉的血流量高于按比例减少的量,而流向其他器官,尤其是肾脏的量一般低于按比例减少的量。脑血流量从 20 岁开始至 70 岁减少约 $16\%$,而肾血流量从 25 岁开始至 65 岁减少约 $55\%$。老年人流向鼻部、唇部和手部的血流量也减少,导致有时可见到发绀现象。

(2)血管老化和老年人的血压改变:随着年龄增加,血管中的弹力纤维逐渐僵直、脆弱及断裂,动脉血管的弹性减弱。弹力型动脉的中层、肌肉型动脉的弹性层均发生弹性组织钙质沉着。同时,血管中胶原蛋白增加,以及胶原蛋白纤维相互交链而形成越来越大的纤维束,进一步削弱了血管的扩张性。主动脉中层局限性胶原增加,使收缩压和脉搏压增加,但不影响舒张压。一般说来,随着年龄增加,血管弹性减弱、硬度增加,动脉收缩压有上升趋势。国外的研究表明,从 20 岁开始至 80 岁,动脉收缩压逐渐增高,至 80 岁后变得较为稳定。舒张压在 20 岁以后也逐渐增高,60 岁后较为稳定,并有随年龄增长逐渐下降的趋势。

休息时,老年人的左心室充盈压(由肺毛细血管-静脉压判定)和青年人的左心室充盈压相同。但在运动时,老年人的收缩压和平均动脉压比青年人上升得更多。因而,收缩压负荷也随着增高。

（3）肺血管的改变：老年人的肺循环改变较少。休息时，老年人右心室压与青年人无甚差异。老年人的肺平均循环时间略有上升，而肺血量变化甚微。运动时，老年人的肺动脉收缩压和平均动脉压较年轻人上升得更多。老年人肺动脉的扩张性也降低，从而使肺血管床血流阻力上升，左右心室休息时和运动时对收缩期射血的阻力增加。

**4.消化系统的生理变化**

老年人唾液分泌减少，黏膜角化加重，引起吞咽困难。舌肌和咬肌运动功能障碍引起咀嚼功能减弱。食管收缩能力减弱，蠕动幅度变小或停止。黏液、胃酸、胃蛋白酶原减少，细菌生长，夺去宿主的营养物质，出现贫血。胃的收缩力下降，胃蠕动减弱，胃排空延迟，造成老年人消化不良或便秘。小肠收缩、蠕动无力，吸收功能减退，小肠液的分泌减少，造成小肠的消化功能减弱。大肠吸收水分的功能减退，分泌黏液的功能减弱，造成大肠充盈不足，不能引起扩张感觉，造成便秘。老年人肝脏重量随年龄增加而减少，肝细胞数量减少，纤维组织增多，血流量减少，肝功能减退，清蛋白合成下降，肝脏的解毒功能降低，药物的代谢速度减慢。胆囊壁的张力减弱，容易穿孔，胆汁和无机盐减少，容易发生胆结石和胆囊炎，括约肌张力减弱，易使胆汁逆流引起胰腺炎。胰腺液分泌减少，胰蛋白酶活力下降，胰脂肪酶减少，严重影响淀粉、蛋白质和脂肪等的消化和吸收。老年人胰岛素分泌减少，葡萄糖耐量减退，从而增加了发生胰岛素依赖型糖尿病的危险性。

**5.肾脏功能的生理变化**

（1）肾血流量和肾小球滤过功能：无论任何性别，肾血流量从 40 岁后就开始进行性减少，肾皮质血流量减少大于肾髓质血流量减少，每 10 年下降约 10%。80～90 岁时只有 300 mL/(min・1.73 m²)，即 90 岁时仅为年轻人的一半。由于肾内血流重新分布，由肾皮质外层向内层及髓质分流，使老年人可以保持水及电解质调节功能的相对稳定。

随着增龄，老年人肾小球滤过功能逐年减退，反映肾小球滤过功能的主要客观指标是肾小球滤过率（glomeru larfil trationrate，GFR）。肾小球滤过率是指单位时间内（每分钟）经两肾肾小球滤出的血浆液体量。目前临床上以内生肌酐清除率来测定肾小球滤过率。此外，还有一些指标可以间接反映肾小球滤过功能，如血清肌酐（serumcreatinine，Scr）、血尿素氮（bloodureanitrogen，BUN）以及血 $\beta_2$ 微球蛋白（$\beta_2$-microglobulin，$\beta_2$-MG）等。老年人的这些指标均有一定程度的特殊变化。①内生肌酐清除率：这是最直接、敏感反映 GFR 的指标，其正常值约为$(108\pm15.1)$mL/(min·1.73 m²)。内生肌酐清除率随增龄逐年下降,一般40岁以后,每10年内生肌酐清除率下降$7\sim8$ mL/(min·1.73 m²),男性较女性更明显。但一些纵向研究发现,近1/3的老年人,内生肌酐清除率可维持正常水平或略偏高,这提示除随增龄内源性肌酐产生减少外,还有其他因素造成了肾功能的减退。因此,对老年人的肾小球滤过功能的判断不能一概而论,应个体分析。②Scr:人体中,Scr水平在一天内有较大波动,晨起空腹值较为稳定。Scr的正常参考值范围为$53\sim106$ $\mu$mol/L(男)和$44\sim97$ $\mu$mol/L(女)。通常青年人的Scr水平与其内生肌酐清除率水平的变化呈负相关,Ccr水平下降可使Scr相应增加,故Scr的变化可在一定程度上间接反映内生肌酐清除率的变化。但是对老年人,Scr不能反映其GFR的变化,因为老年人肌肉萎缩,肌组织减少,内源性肌酐产生减少,当内生肌酐清除率水平已有下降,Scr水平仍可维持在正常范围。③BUN:由于尿素是人体蛋白质代谢的主要产物,每克蛋白质约生成0.3 g尿素,肾脏是排泄尿素的主要器官,约占尿素清除量的60%,因此临床上还可用尿素氮的测定来观察肾小球的滤过功能。BUN的正常值范围是$3.2\sim7.1$ mmol/L(成人)。由于老年人饮食习惯的个体差异较大,蛋白质摄入量不同,且存在多种疾病或可能服用不同药物,这些均在一定程度上影响蛋白质代谢,故尽管国内有报告认为老年人BUN水平高于青年人,但对于判断老年人肾小球滤过功能来说,可能并无实际意义。因此,在应用BUN判断肾小球滤过功能时,应结合临床具体情况加以分析。

(2)肾小管功能:老年人肾小管对机体各种代谢需求反应迟钝,其功能变化较肾小球功能的变化出现更早,变化也更明显。随着年龄的增长,肾小管浓缩功能明显减退。健康人尿比重测定的结果显示,40岁时为1.030,而89岁时为1.023。尿最大浓缩能力在50岁以后每10年下降约5%。同样,老年人肾小管稀释功能也明显减退,老年人肾小管稀释功能减退主要是由于GFR水平下降。

在酸化功能方面,健康老年人可维持正常范围的血酸碱度(pH)、二氧化碳分压($PaCO_2$)和碳酸氢盐含量,其基础的酸排泄与健康青年人并无区别,但在急性酸负荷后,老年人肾小管代偿作用明显减弱。有研究表明,口服氯化铵0.1 g/kg,6小时后肾的排泄率在青年人中是16%,在老年人中仅发生9%,并且,65岁以上的老年人排酸能力比青年人约低40%。这种异常可能与老年人肾小球滤过功能的减退有关。老年人肾小管对各种物质转运功能均减退,且与老年期GFR水平的下降相一致。在摄钠不足的情况下,老年人肾脏的保钠功能明显下降,尿钠排除量及钠排泄分数均明显高于青年人,且达到体内钠重新平衡的时间也要比青年人长一倍。

（3）内分泌功能：肾脏也是体内重要的内分泌器官之一。已知肾脏可以产生和分泌肾素、血管紧张素、促红细胞生成素、1,25-二羟维生素 $D_3(1,25(OH)_2-D_3)$ 以及前列腺素、激肽释放酶等多种激素和生物活性物质。老年人肾的 $\alpha_1$-羟化酶活力下降导致 $1,25(OH)_2-D_3$ 的生成明显减少，这使得老年人易出现钙代谢异常，发生骨质疏松、代谢性骨病及病理性骨折等。

**6.内分泌系统的生理变化**

（1）血糖与胰岛素：空腹血糖值在 50 岁以后每 10 年上升 1～2 mg/dL，餐后 2 小时血糖可增加 5～10 mg/dL，而糖化血红蛋白也稍微上升，但这些数值仍维持在正常范围内。胰腺分泌胰岛素的能力逐年下降，但血浆内胰岛素的浓度反而明显上升，此现象可能与胰岛素的清除速率减缓及周边组织对胰岛素产生抵抗性有关。老年人分泌的胰岛素中有较高比例呈现活性较低的前胰岛素状态。由于肌肉减少、脂肪增加、活动量不足等会加重胰岛素抵抗，所以适当的运动对老年人相当重要。

（2）甲状腺素：甲状腺实质的纤维化随年龄增长而逐渐增多，滤泡的上皮细胞分裂减少，其血管的变化使滤泡与血液间的物质传送变弱。虽然四碘甲状腺原氨酸（thyroxine，$T_4$）的分泌减少，但血中 $T_4$ 的浓度因其代谢清除速率变慢而维持正常或稍降低。周边组织将 $T_4$ 转换成三碘甲状腺原氨酸（triiodothyronine，$T_3$）的能力减弱，但代谢 $T_3$ 的能力不变，因此血中 $T_3$ 的浓度稍降，但仍维持在正常范围内。老年人促甲状腺激素（thyroid stimulating hormone，TSH）的血中浓度不变或略升。当给老年人处方甲状腺素时，需考虑身体基础代谢率与 $T_4$ 代谢清除速率的改变，而适当减少使用剂量。甲状旁腺激素和降钙素与血中钙磷的调节有关，而分泌甲状旁腺激素的甲状旁腺细胞与分泌降钙素的甲状腺 C 细胞在老化过程中所发生的结构变化很少。甲状旁腺激素随年龄增加而上升，可能是由于活性维生素 D 的减少，造成对甲状旁腺激素分泌抑制减少。血中降钙素的浓度，则会维持不变或下降。血清离子钙及血清磷的浓度，则随年龄增加而稍微降低，但两者仍在正常值范围内，故血清总钙浓度改变不大。

（3）肾上腺分泌的激素：不论是基础或刺激状态下的肾上腺皮质激素或促肾上腺皮质激素，其血中浓度与昼夜节律均不受老化影响。肾上腺皮质激素的分泌、清除及其受体数目不随身体老化而有较大的改变。

肾上腺分泌的雄激素主要是双氢表雄酮，此激素的分泌受促肾上腺皮质激素的调节，成年以后双氢表雄酮的分泌量大约每 10 年减少 10%。

老年人醛固酮的分泌、血中浓度与清除速率均下降，但因代偿，正常状况下不会发生电解质异常。老年人在限制食盐摄入或水分不足时，肾素与醛固酮的上升幅度也较低，影响钠盐与水分的保存。去甲肾上腺素的血浓度与尿液排泄量在老年人也呈上升趋势，显示出靶器官对此激素的抵抗性。

(4)生长激素与生长抑素：在基础状态下，老年人血中的生长激素浓度与其清除速率改变很少。然而在压力状态下，老年人生长激素的分泌往往较为迟缓且不足。在一天中，生长激素的分泌高峰在半夜。有研究认为老年人此时的生长激素分泌量较低。近来有学者尝试用生长激素来延迟肌肉与骨骼的老化，发现可预防跌倒与骨折的发生，但会存在潜在的并发症（如肢端肥大症、糖尿病和高血压等）。老年人生长抑素或生长激素抑制激素的浓度高于年轻人。

(5)抗利尿激素与心房利钠因子：老年人的下丘脑在血液渗透压上升时分泌的抗利尿激素或升压素比年轻人多，以代偿肾小管对抗利尿激素的抵抗性。临床上某些药物可能会增加抗利尿激素的分泌或强化抗利尿激素的作用，这些药物使用在老年人身上时必须小心，以免造成低钠血症。

7.神经系统的生理变化

主要表现为脑组织水分含量和蛋白质含量随年龄增长而减少。大脑的重量从 20 岁到 80 岁减少5％～7％，血流量也减少。大脑灰质与白质均逐渐萎缩。神经元的数量也随老化逐年减少，此减少并非广泛性，而是以较大的神经元为主。另外，神经胶质细胞的数量增多，神经元树突数量减少，突触密度则降低。周围神经与自主神经系统除了神经元的数量减少外，神经干内的神经纤维数量也减少。神经细胞内的脂核蛋白前体——戊糖核酸也随年龄的增长而减少。脑内的无机盐类也随年龄的增长而变化，如钾随年龄的增长而减少，钠和钙则随年龄的增长而增加。脑部各部位的神经递质是平衡的，随年龄增长有时会出现某一递质系统的递质减少和活力下降，这会导致大脑功能失调。脑内的酵素、神经递质与感受器的数目与功能可因老化而改变，使得老年人某些脑部功能变差。例如，处理分析感觉信息的速度减慢，执行运动反应所需时间延长。老年人因大脑功能退化而容易受各种疾病或药物的影响，产生谵妄。但并非所有的大脑功能皆退化，例如语言能力在老化过程中维持不变，而智力受老化的影响也不大。神经传导速度随老化而变慢，压力反射的敏感度也因神经系统退化而变差。此外，矫正反射变慢，使老年人容易跌倒。老年人的睡眠时间减少，其熟睡与快动眼运动睡眠时间的比例也下降。此睡眠形式的改变，使老年人易患失眠。

老年人运动系统变化多表现为精细动作缓慢、步态不稳、运动速度减慢，同时容易发生跌倒。老年人认知功能的改变主要表现为记忆力和学习功能的减退,特别是记忆力的减退。老年人的嗅觉和味觉减退。听觉减退以高音频率为主,低音频率也受影响。还可见浅部辨别觉减退,先是手足部减退,然后是面部减退。随年龄的增长逐渐出现四肢远端甚至近端振动觉和关节位置觉的减退,特别是双下肢更为明显。关节位置觉的减退比振动觉出现晚,同时减退的范围也比振动觉要小。

**8.感官系统的生理变化**

(1)眼睛与视觉:眼球周围组织的弹性随年龄增长而变差,眼睑变松弛,并易有外翻或内翻的现象。角膜不受老化的影响,但结膜会逐渐萎缩且变黄,眼球前房体积变小。虹膜变硬,并造成瞳孔变小,虹膜周围可因胆固醇沉积而产生一圈灰白色的老年环。晶状体内的蛋白质变性及脱水,造成晶状体变硬、变黄且呈现不透明,晶状体的调节能力会变差,光线通过晶状体时易产生散射。视网膜变薄,其上的杆状细胞数量逐渐减少。玻璃体与玻璃体液体积变小。瞳孔对光反射变慢,泪腺产生泪液的功能变差,角膜对触觉的敏感度的衰退可高达一半。视力的敏锐度减弱,尤其是对动态的物体。眼睛对颜色深浅的感觉减退,对颜色对比的敏感度下降,对光线明暗变化的调适速度也变慢。所以,老年人应避免在夜间开车,以免因对向车道突如其来的闪光晃眼而发生意外。此外,老年人眼睛易患白内障、青光眼等疾病,其视觉老化与眼疾使视力变差,并容易造成跌倒或其他意外。因此,其生活环境中应有充分的照明。

(2)耳朵与听觉:随着年龄增长,外耳道壁逐渐变薄,耳垢变得干而黏稠,鼓膜变厚,中耳内听小骨间的关节易发生退化,而内耳中的毛细胞与听神经元数量减少。老年人由于上述变化而易有耳垢阻塞与失聪等疾病。老年人的高频听力与低频听力会逐年衰退,尤其是高频听力,这使得老年人不易分辨说话时发出的辅音。当两耳听力减退程度不一致时,可造成定位听音来源的困难。当说话速度较快或环境中有回音干扰时,老年人不易听清楚。因此,在接触老年患者时,宜放慢发问速度,并在安静的环境中进行,避免过多回音或背景杂音,以免使老年人无法辨明医师所陈述的问题。

(3)嗅觉:嗅神经元持续减少使老年人嗅觉减退,从而影响食欲。嗅觉减退也会使老年人不易警觉煤气外泄,从而易发生煤气中毒的意外。

(4)味觉:舌头上的味蕾与味觉中枢神经元的数量随着老化而减少,使味觉的阈值上升,而不同味觉的衰退速度并不相同。患高血压的老年人可能因味觉衰退而吃很多盐还无法察觉,所以不易做好低盐饮食治疗。牙齿与味蕾的改变,会影响正常进食,使老年人容易出现营养不良。

## 二、骨质疏松症的康复治疗

### (一)概述

骨质疏松是骨的退化过程和现象,其骨量减少、骨强度降低虽然达到诊断骨质疏松的低骨量标准,但不一定有临床症状或骨折发生,尚属于生理性的退化范围之内。骨质疏松症是指骨质疏松达到一定程度,符合诊断骨质疏松的低骨量标准,患者已出现全身骨痛症状或伴发脆性骨折等临床征象的病理状态。骨强度包括骨密度和骨质量。影响骨质量的因素主要有骨的有机质、骨矿化程度、骨微结构和骨的转换率。骨折是骨质疏松症最严重的后果。骨质疏松症涉及内分泌学、老年医学、骨科学、妇科学、放射学、药学、营养学和康复医学等多个学科,是一个跨学科的复杂疾病,也是当前国际上研究最活跃的课题之一。

#### 1.分类

骨质疏松症主要分为原发性骨质疏松症和继发性骨质疏松症两大类。

原发性骨质疏松症又分为绝经后骨质疏松症(Ⅰ型)、老年性骨质疏松症(Ⅱ型)和特发性骨质疏松症3类。绝经后骨质疏松症(Ⅰ型)是指自然绝经后发生的骨质疏松症,一般发生在绝经后5～10年。老年性骨质疏松症(Ⅱ型)是单纯伴随增龄衰老发生的骨质疏松症。特发性骨质疏松症包括青少年和成年特发性骨质疏松症,是一种全身骨代谢疾病,很轻微损伤即可引起骨折,进入青春期后病程发展逐渐停止,确切病因尚不清楚,本病临床上罕见,可能与基因缺陷和遗传因素有关。

继发性骨质疏松症主要由疾病等医学原因或不良嗜好所致,占骨质疏松症发病总数的10％～15％。

#### 2.病因学与危险因素

危险因素包括种族、性别、年龄、女性绝经年龄、体型、体重、骨质疏松的家族史、骨密度峰值和个人不良生活习惯(营养、酗酒、吸烟、运动)等。白种人比黑种人和黄种人更易发生骨质疏松症,在所有种族中女性骨质疏松症患病率均远高于男性。女性绝经年龄越早,骨质疏松发生越早且程度越重。肥胖、超重者骨量高于瘦弱纤细者。骨质疏松阳性家族史者发病率明显增高,发病年龄较低。酗酒、吸烟、长期饮用咖啡因饮料者均是骨质疏松症发病的危险因素。此外,失重状态或长期卧床、制动都是导致骨量丢失的危险因素。缺乏日光照射、偏食习惯、钙或维生素D摄入不足以及长期使用免疫抑制剂、糖皮质激素、肝素等抗凝剂或利尿剂都已被证实是骨质疏松症的危险因素。凡患有原发性甲状旁腺功能亢进、甲状腺功能亢进、皮质醇增多症、糖尿病、类风湿关节炎、慢性肾功能不全、胃肠道吸收功能障碍、Paget's病、多发性骨髓瘤或转移瘤等病者，都应注意存在发生继发性骨质疏松症的可能性。

3.发病率

美国 80 岁以上的白种人妇女中，有 80% 的人患骨质疏松症；绝经后妇女中有 30% 的人患骨质疏松症，54% 的人骨量减少。在加拿大，1/4 的女性患骨质疏松症，男性为 1/8。骨质疏松症最大的危害不是骨量的减少，而是与之相关的骨质疏松性骨折。骨质疏松性骨折的年发病率几乎是心肌梗死的 3 倍。50 岁左右的男性和女性在一生中患骨质疏松性骨折的可能性分别为 13.1% 和 39.7%。尽管男性的发病率低于女性，但是他们髋部骨折后的死亡率为 21%，高于女性的 8%。在美国每年用于治疗髋部骨折的医疗费用可高达 100 亿美元，每年由骨质疏松症造成的直接和间接医疗费用估计在 180 亿美元。我国原发性骨质疏松症的人数约占总人口数的 6.97%。由于人们生活水平的提高和保健事业的发展，平均预期寿命已由1945 年的 35 岁增长到 70 岁，随着老年人的增多，骨质疏松症人数急剧增加。预计在我国 2050 年将达2.5 亿，其中 25%～70%患有骨质疏松症。由于骨质疏松症是致残率较高的疾病，其高昂的治疗费和较长的治疗周期给家庭和社会带来沉重的负担，所以掌握该病的康复治疗方法具有重要的现实意义。

4.病理生理改变

骨显微结构破坏、骨小梁变细、断裂、穿孔、数目减少、松质骨丢失明显及骨密度降低、骨脆性增加均是骨质疏松症的基本病理改变。骨量的丧失与骨的重建过程异常有关，这些异常状况包括骨转换加快、骨矿化延迟和局部的骨吸收和骨形成失衡，即骨吸收大于骨形成。此外，骨质疏松症尚有骨小梁结构的异常和不耐骨疲劳性损伤的病理生理变化。

5.诊断

临床诊断主要根据有无骨痛、身高变矮、骨折等临床表现并结合年龄、绝经与否、病史、骨质疏松家族史、X 线片和骨密度测定等进行诊断。双能 X 线因其精确度较高、重复性好被认为是目前骨质疏松症诊断的金标准。根据 1998 年世界卫生组织规定的骨质疏松症诊断标准，用同性别、同种族年轻健康人的骨量峰值，减去所测得的骨量值（BMD）来衡量，只要骨密度减少等于或大于 2.5 个标准差,即可诊断为骨质疏松症。

### (二)主要功能障碍及临床表现

#### 1.骨痛

原发性骨质疏松症常以骨痛为主要临床表现,其中女性患者骨痛的发生率最高占80%,男性占20%。骨痛可发生在不同部位,腰背疼痛最常见占67%,腰背伴四肢酸痛占9%,伴双下肢麻木感占4%,伴四肢麻木、屈伸腰背时肋间神经痛、无力者占10%。疼痛性质多呈冷痛、酸痛、持续性疼痛,有突发性加剧,部分患者可出现腓肠肌阵发性痉挛,俗称"小腿抽筋"。男性患者部分骨痛不明显,常表现为全身乏力,双下肢行走时疲乏,体力下降,精力不足等。若腰背突发锐痛,脊柱后凸,躯干活动受限,不能站立,不能翻身、侧转,局部叩击痛,多为椎体压缩性骨折引起的骨痛。

#### 2.驼背

多发生于胸椎下段。一般表现为身高缩短,背曲加重。脊柱椎体结构95%由松质骨组成,因骨量丢失,骨小梁萎缩,使椎体疏松即脆弱,负重或体重本身的压力使椎体受压变扁,致胸椎后突畸形。

#### 3.骨折

因骨质疏松、骨脆性增加而致椎体压缩性骨折。股骨颈骨折及少数桡骨远端及肱骨近端骨折,常在扭转身体、肢体活动时致自发性、倒地性轻伤性骨折。椎体压缩性骨折最常见,多发生于 $T_1 \sim L_1$。表现为突然腰背锐痛、脊柱后突、不能翻身、局部叩击痛。常见有楔形、平行压缩、鱼椎样变三种类型骨折。股骨颈骨折表现为腹股沟中点附近压痛,纵轴叩痛;股骨转子间骨折在大转子处压痛,病变下肢呈内收或外旋畸形,不能站立和行走。

#### 4.负重能力下降

骨质疏松症患者的负重能力降低(约2/3),甚至不能负担自己的体重。

#### 5.腰背部活动障碍

主要表现为腰椎屈、伸、侧屈、旋转障碍和腰背肌肌力下降。

#### 6.日常功能障碍

主要表现为坐、站、行走和个人护理等功能障碍。髋部骨折的患者中有1/4需要长期卧床,其日常功能活动受到严重影响。

**(三)康复评定**

**1.生化指标检测**

(1)骨矿代谢指标：主要检测血清中钙、磷的含量。原发性骨质疏松症血清中的钙、磷一般在正常范围内。

(2)骨形成指标：骨碱性磷酸酶、骨钙素与Ⅰ型胶原羧基末端肽。

(3)骨吸收指标：主要检测抗酒石酸酸性磷酸酶、尿羟脯氨酸。但尿羟脯氨酸检测受诸多因素影响，其敏感性和特异性较低。近年来，把尿中吡啶啉和脱氧吡啶啉作为骨吸收的敏感性和特异性生化标志物，有条件者可检测吡啶啉和脱氧吡啶啉。

(4)钙调节激素：活性维生素D、甲状旁腺激素、降钙素等。

原发性骨质疏松症Ⅰ型表现为骨形成和骨吸收指标均有增高，即高转换型；原发性骨质疏松症Ⅱ型表现为骨形成和骨吸收生化指标多在正常范围内或降低，属低转换型。

**2.X线评定**

常根据骨皮质厚度、骨小梁粗细数量、骨髓腔横径与骨皮质厚度比及骨髓腔与周围软组织之间的密度差来初步判断有无骨质疏松症、骨质疏松性骨折的类型与程度及排除其他疾病。但X线估计骨密度的误差为30%～50%。

**3.双能X线吸收法**

双能X线吸收法是目前诊断骨质疏松症的金标准，能明确诊断轻、中、重度骨质疏松。双能X线吸收法可以测量全身任意部位的骨密度和脂肪组织的百分比，测量的速度快、精度高、空间分辨率高、散射线少。国际上对骨质疏松症的诊断、抗骨质疏松疗效的观察、不同生理和病理状况的比较、动物钙磷代谢的研究、抗骨质疏松新药的研究都要求用双能X线吸收法或定量CT法观察。

根据1998年世界卫生组织规定的骨质疏松症诊断标准，如果骨量减少≤1 $SD$（1个标准差）者为正常骨量，1～2.5 $SD$者为骨量减低，≤-2.5 $SD$者为骨质疏松症，≤-2.5 $SD$同时伴有脆性骨折者为重度骨质疏松症。

由于种族、地域和环境的差异，因此更严格的标准应是用同地区、同种族、同性别的峰值骨量减去所测得的骨量值，以标准差的关系来判定骨质疏松程度。

**4.骨痛评定、腰背痛评定**

骨痛评定、腰背痛评定一般采用VAS法。

**5.腰椎活动度评定、肌力和肌耐力评定**

一般包括关节活动度测量、徒手肌力测试等评定方法。

6.平衡功能评定

方法包括仪器评定与非仪器评定,内容包括对平衡的功能、能力以及心理状况做全面的评定。通过平衡评定预测被试者跌倒的风险及其程度是骨质疏松症患者功能评定的重要方面。方法见康复评定部分。

7.骨折评估

VDS 指数评定:对每一椎体($T_4 \sim L_5$)的变形进行评估,根据变形的程度分为 0~3 级,即对每一椎体前中后高度的改变进行测量。正常椎体为 0 级;终板变形为 1 级(高度减少 15% 以上);楔形骨折为 2 级(高度减少 15% 以上);平行压缩骨折为 3 级。

### (四)康复治疗

康复治疗的目标是缓解骨痛,控制病情发展(减少骨丢失,降低骨转换率和压缩性骨折的加重),提高骨质量,防止废用综合征,预防继发性骨折,降低骨折发生率以及改善日常生活活动能力和生活质量。

康复治疗的原则是早期诊断、早期治疗;基础治疗、药物治疗、康复治疗与运动治疗四者相结合综合治疗;长期治疗。

早期诊断主要根据患者是否属于骨质疏松症高危人群,或有无相应的临床表现或体征,早期检测其骨矿密度;早期治疗指通过检测一旦发现骨量降低则应该开始治疗,而不要等到骨量降低已达到骨质疏松的诊断标准,甚至已发生骨质疏松性骨折才开始治疗。

1.基础治疗

基础治疗包括饮食营养、钙剂、维生素 D 及其衍生物。饮食以富含钙、低盐和适量蛋白质的均衡饮食为主,如果饮食源性钙摄入量不足,可选用钙剂补充。中国营养学会推荐成人每天钙摄入量为 800 mg(元素钙量),绝经后妇女和老年人可增至 1 000 mg;维生素 D 及其衍生物既是基础治疗用药,又是治疗骨质疏松症的重要药物。

2.药物治疗

以抑制骨吸收、促进骨形成为原则。药物应用要求早用药、长期用药、联合用药。抑制骨吸收药物如降钙素、二磷酸盐、雌激素受体抑制剂、雌激素等;增加骨形成药物如甲状旁腺激素、锶盐、氟化物(易导致成骨不全)等。

3.物理治疗

物理因子具有较好的止痛效果。骨质疏松症最常见的症状就是疼痛,如何缓解疼痛乃当务之急。绝大部分患骨质疏松症的老年人不能长期使用非甾体抗炎药,因此应选择性地运用各种物理因子(如中频、低频电疗)来缓解骨质疏松引起的急慢性疼痛。此外,物理治疗还能减少组织粘连、增强肌力、防止肌肉萎缩、改善局部血循环、促进骨折愈合、预防深静血栓形成和继发性骨质疏松症、增加局部应力负荷、促进钙磷沉积、促进神经功能修复以及改善肢体功能活动。

(1)低频脉冲电磁场疗法:近几年,众多的试验与临床研究结果都表明低频脉冲电磁场疗法能显著改善实验组去卵巢大鼠的骨密度、骨钙含量、骨代谢和股骨骨生物力学性能。尤其是在改善骨痛和骨密度方面具有良好的临床应用前景。方法可采用 UNION-2000A 型骨质疏松治疗系统进行治疗。每天 1 次,每次 40 分钟,连续 30 天。

(2)运动疗法:可以阻止骨量丢失、增加骨量、改善骨密度和骨强度、改善骨质疏松症患者运动功能、平衡功能和日常生活活动能力。运动项目包括走路、慢跑、有氧操、跳舞、骑车、球类运动、体操及负重和抗阻训练等。最佳的运动强度为最大耗氧量的 60% 左右,运动强度要参考对象的年龄、身体状况及运动经验等制定。运动频度每天 20～30 分钟,每周 3～5 次即可;运动疗法首要原则是"超负荷",即在运动过程中加在骨上的负荷应不同于且大于日常活动中的负荷。因为"超负荷"可以让本来骨量就非常低的个体产生最大的反应。运动时间和强度应随着患者能力的增加而相应增加。

选择性运动治疗是针对骨质疏松症好发部位进行的治疗。如躯干伸肌过伸位等长运动训练,可在俯卧位下进行躯干伸肌群及臀大肌与腰部伸肌群的肌力增强运动,每周 2～3 次,每次 10～20 分钟,主要防治脊柱骨质疏松症;用握力器每天坚持握力训练 30 分钟以上能防治桡骨远端、肱骨近端骨质疏松症;俯卧撑运动能防治股骨颈、肱骨近端、桡骨远端、脊柱骨质疏松症等。

4.作业治疗

在对骨质疏松症患者伤残情况进行全面评价以后,有目的、有针对性地从日常生活活动、职业劳动、认知活动中选择一些作业,指导患者进行训练,以改善或恢复患者躯体功能与心理功能,从而预防骨质疏松性骨折。

5.矫形器、腰围技术

骨质疏松最常出现的问题是椎体压缩性骨折、脊柱畸形、股骨颈骨折、桡骨远端骨折和肱骨近端骨折。因此在治疗中应用康复工程原理,为患者制作适合的支具、矫形器和保护器是固定制动、减重助行、缓解疼痛、矫正畸形、预防骨折发生、配合治疗顺利进行的重要措施之一。如脊柱支具既限制脊柱的过度屈伸，又使患者有一定的活动度，预防椎体出现压缩性骨折，又如髋保护器对髋部骨折有预防作用。

**6.饮食与营养调理**

与骨质疏松关系密切的元素和营养素有钙、镁、锌、铜、锰、维生素 C、维生素 D 和蛋白质，其中最为缺乏的是钙和维生素 D。中国预防医学院调查的钙摄入量为每天 400～500 mg，儿童和老人维生素 D 缺乏尤为明显，应加大摄入量。国外研究表明，股骨颈骨折患者每天蛋白质摄入量若低于 70 mg，则影响愈合。故应多食含钙及蛋白质丰富的食物、蔬菜、水果。

**7.传统康复治疗护理措施**

针灸、打太极拳、练气功及中药内服、熏洗或外敷。

**(五)康复教育**

主要进行防跌倒宣传教育与训练，要求患者戒除不良嗜好、坚持均衡饮食、多进行户外活动和家庭自我运动训练，特别是静力性体位训练和步行锻炼。

(1)坚持进行户外活动、多晒太阳。如每天户外散步 1 km。

(2)戒除不良嗜好，如偏食、酗酒、嗜烟，长期饮用咖啡因饮料；坚持每天食用新鲜蔬菜、水果。

(3)进行家庭自我运动训练。在医师指导下，在家中长期坚持进行肌力、肌耐力、关节活动度和平衡功能训练，以提高运动的反应能力和对环境的适应能力，有效防止跌倒。

(4)改造环境。尽量改造和去除家庭及周边环境中的障碍，以减少跌倒的机会；采取切实有效的防跌倒措施，如穿戴髋保护器。

(5)进行步行锻炼。以每天步行大于 5 000 步，小于 10 000 步为宜(2～3 km)。此方法适合老年骨质疏松症患者。日本学者发现，步行能有效维持脊柱及四肢骨盐含量，每天步行少于 5 000 步，则骨量下降，大于10 000 步则骨量增加不明显，而两者之间则骨量明显增加，步行锻炼能防治下肢及脊柱的骨质疏松。

(6)进行静力性体位训练。对骨质疏松症患者首先应教会他们在日常生活中保持正确的体位和姿势。坐、卧或立位时，由于重力和持久双重原因，一旦不能有意识地保持正确的姿势，就会加重症状，使脊柱变形，甚至导致骨折，因此对骨质疏松症患者进行静力性体位训练，使其在日常生活和工作中保持正确的体位和姿势是十分必要的。坐或立位时应伸直腰背,收缩腹肌、臀肌,增加腹压,吸气时扩胸伸背,接着收颏和向前压肩,或坐直背靠椅;卧位时应平仰,低枕,尽量使背部伸直,坚持睡硬板床,对所有骨质疏松症患者无论其有无骨折都应进行本项训练,使其习惯本训练所要求的姿势,以防骨折、驼背的发生。

(7)在骨质疏松的情况下,骨的力学强度明显减低,所以在扭身、持物、弯腰、下楼、坐汽车时的抖动、站立倒地等情况下都可以引起骨折。治疗的初期应用双腋拐帮助行走,逐渐改为手杖,然后改为不用杖。老年人若不训练,则神经、肌肉的应急能力差,易于跌倒引起骨折,所以应帮助老人及骨质疏松症患者进行神经肌肉系统的训练以增加灵活性和应急能力。注意照明好、地面防滑、地面无杂物都可以减少倒地危险。

### 三、骨质疏松性骨折的康复治疗

#### (一)概述

骨质疏松性骨折的发生原因有很多,如用力、负重、跌倒、损伤等,但最根本的原因是骨质量的下降。

#### (二)康复评估

1.临床分类

(1)脊柱骨折:老年人常见骨折,以绝经期妇女多见,60～70 岁发病率最高。此类骨折主要是椎体压缩性骨折,主要发生在胸腰椎。特点是在日常活动中,不需较大外力作用下即可发生 1 个或多个椎体骨折;首先表现为椎体水平骨小梁减少,然后是椎体前缘皮质厚度减少、终板厚度改变。

(2)髋部骨折:包括股骨颈骨折和股骨粗隆间骨折,是由骨质疏松引起的老年人最常见的骨折之一。股骨颈骨折因属于囊内骨折,且受累部分松质骨较少,骨膜薄甚至没有,尽管远端血运丰富,但近端血运受损甚至没有血运,故骨折后易发生股骨头缺血性坏死和晚期的股骨头退行性变。转子间骨折虽然受累范围较大,但因其大多为松质骨,骨折两端血运丰富,如果复位满意、固定适当,一般均能愈合,且很少有晚期并发症。髋部骨折女性占 80%。60 岁以后女性发病率为男性的两倍以上。骨折的特点:①死亡率高,主要死于并发症,因伤后卧床时间长,易合并肺炎、压疮和静脉炎等疾病,从而导致患者死亡;②不愈合率高,由于解剖上的原因,骨折部位承受的剪切力大,影响骨折复位的稳定性,另外股骨头血供的特殊性,骨折部位的血供减少,造成骨折不愈合率高,还可造成股骨头缺血坏死,发生率为 20%～40%,特别是股骨颈骨折;③致畸率高,股骨粗隆间骨折愈合率高,不愈合少,但常留有髋内翻,下肢外旋短缩畸形,而影响下肢功能;④费用高,由于以上特点,髋部骨折的治疗不仅是骨折本身的治疗,还应针对并发症和继发症进行处理。另外此类骨折的康复和护理亦有较高的要求,所以其费用高于其他骨折。

(3)桡骨远端骨折:以 Coles 骨折为代表,常发生于骨质疏松的老年人,约占急诊骨折总数的 1/6。在 60 岁以上年龄组,女性明显多于男性,约 4∶1。受伤均为跌倒所致,老年人跌倒,无意识的手掌或手背撑地,体重的反作用力沿掌根处向上传导至桡骨远端。此处骨质以松质骨为主,是骨质疏松最早发生并程度最严重的部位,易发生骨折。程度较重多为粉碎性,影响腕关节面。由于损伤严重,若不及时整复和治疗,常造成腕关节和手指功能障碍。

(4)肱骨外科颈骨折:肱骨外科颈亦以松质骨为主。骨质疏松的好发部位是松质骨与皮质骨的交界处,极易发生骨折。骨折多由间接暴力引起,在老年人,由于骨质疏松及韧带松弛,常合并肩关节脱位和大结节撕脱骨折。另外在老年人,骨质疏松的肱骨头常呈鸡蛋壳样改变,所以一般不主张切开复位内固定。但老年人常有肩关节周围炎,功能已经较差,外固定后肩关节功能障碍将进一步加重,待骨折愈合去除外固定,肩关节往往僵硬,失去功能。所以主动的功能锻炼和康复治疗是非常重要的。

2.骨质疏松症椎体骨折评估

骨质疏松症引起的椎体骨折临床很常见,掌握其评估方法十分重要。临床常根据 X 线片采用椎体变形记分法。测量范围为 $T_4$～$L_5$。

(1)Meunier 评定方法:正常椎体为 1 分,双凹形椎体为 2 分,终板折断或楔形骨折或爆裂形骨折为 4 分。其分数的总和即为指数,反映 $T_3$～$L_4$ 椎体变形的总和。它可反映变形的范围,但不能反映每个椎体变形的严重程度,而且反复性差,没有得到推广使用。

(2)椎体变形记分法:Kleerekoper 等在 Meunier 评定方法上进行了修改,提出 VDS 指数,即对每一椎体($T_4$～$L_5$)的变形进行评估。根据变形的程度分为 0～3 级,对每一椎体前中后高度的改变进行测量,正常椎体为 0 级,终板变形为 1 级(高度减少 15%),楔形骨折为 2 级(高度减少 15%),平行压缩骨折为 3 级。

(3)Genant 评定方法:椎体变形并非均由骨折所致,而椎体骨折后则一定存在不同程度的椎体变形。可通过肉眼观察得出半定量的分析,根据椎体高度的减少及椎体形态的改变可以进行判断,与其他非骨折椎体变形鉴别。方法是通过肉眼观察 $T_4 \sim L_4$ 而不需测量其高度。正常椎体为 0 级;轻度变形为 1 级,即椎体前、中或后方高度减少 20%～25%;中度变形为 2 级,即椎体前、中或后方高度减少 25%～40%;严重变形为 3 级。Genant 评定方法为半定量方法,方法简捷,但必须由经过多年训练的医师进行总评估。

3.康复目标

(1)骨折治疗的基本原则是将整复、固定、功能活动和必要的药物治疗四者有机结合。不加重局部损伤而将骨折整复,不妨碍肢体活动而将骨折固定,恰当的功能练习以及配合用药,使骨折愈合和功能恢复达到比较理想的效果。整复和固定的目的是为骨折愈合创造有利条件。无论选择哪种治疗方法都应以不影响骨折愈合为前提。对老年人骨折的整复和固定应以治疗方法简便、创伤小、骨折愈合后关节功能不受影响、生活能够自理为目的。

(2)骨质疏松症的药物和康复治疗。骨质疏松性骨折的治疗除骨折的外科治疗外,还包括骨质疏松症的药物和康复治疗。后者往往被外科医师所忽视,以致日后骨折的再发生。

**(三)康复治疗**

1.治疗骨质疏松性骨折

(1)骨折早期:骨折复位固定后,应尽早进行理疗。理疗可防治感染,促进血肿吸收、消除肿痛,促进骨痂形成。开放性骨折必须在外科处理后酌情选用理疗方法。如冷疗法,超短波、短波疗法,超声波疗法,紫外线骨折区局部照射,10%钙离子局部导入,温热疗法(红外线、可见光疗法、电光浴疗法、蜡疗、泥疗、温水浸泡、熏洗等,最好伤后 2～3 天开始,每次 15～30 分钟,每天或隔天 1 次,温度从低开始,时间从短开始),磁疗法,按摩疗法等。

(2)骨折恢复期:骨折恢复期多伴随有关节活动障碍及肌肉萎缩,采用理疗可增强肌力,改善功能,减少后遗症。常用的理疗方法为旋涡疗法、温热疗法、按摩疗法等。

(3)骨折愈合迟缓期:近年来发现,长骨骨骺带负电,骨折后电荷在骨上的分布发生显著变化,直到骨折愈合,电荷分布又恢复常态。治疗时若有条件可用半埋入法,选用直径约 1.2 mm 的克氏针作为阴极,除尖端 1 cm 暴露外,余均用聚四氟乙烯绝缘,在 X 线下,将消毒针插入骨折线内,连阴极,阳极则连表皮上的一块电极板,除直流电疗机和阳极外,其余设置均在石膏内。患者可自由活动,电流量 10～20 μm，每天 1 次，一般治疗 10～12 周。由于植入电极比较麻烦，可用经皮电神经刺激疗法。治疗时局部无石膏，则用 4 个电极在不连接部位进行交叉放置；若固定有石膏，则电极在石膏的远、近端交叉放置。电流参数为单向脉冲，t 宽 100～300 μm，f 1～2 Hz，电流量＜20 mA、每次治疗 30～60 分钟，每天治疗 3～4 次，10 周时进行 X 线电检查。另外，干扰电流疗法、磁疗法等均有促进骨折愈合的作用。

**2.各类型骨折康复治疗**

(1)脊柱压缩性骨折。①体位摆放：仰卧过伸位。仰卧，骨折部位下垫高枕垫以保持脊柱过伸位。②俯卧位休息：因压缩性骨折而致脊旁肌痉挛出现明显疼痛者，可每天俯卧 20～30 分钟，放松胸、腰背部肌群以缓解疼痛，并可给予轻手法按摩。③运动治疗。主动运动：在卧床期间可主动进行床上维持关节活动度和肌力的训练，每天 2～4 次。或被动进行床上维持关节活动度和肌力的训练，每天 1～2 次。仰卧位时进行腰背肌、臀肌、腹肌的等长运动训练；俯卧位时进行腰背肌、臀肌、腹肌的等长收缩；俯卧位两天后可进行腰背肌小弧度(10°～20°)等张收缩；卧位哑铃操时采取仰卧位，两手各握一哑铃，两臂伸直缓慢向两侧上举，还原后重复。急性期一般只做非骨折部位的等张抗阻运动。方法是仰卧位，双上肢用哑铃或徒手施加阻力进行等张抗阻运动；仰卧位，在双下肢徒手施加阻力，或缚以哑铃或橡胶带，或其他合适的重物下做等张抗阻运动。④矫形器或弹性腰围的使用：有骨质疏松脊柱变形者或为预防脊柱变形应使用矫形器。一般使用脊柱过伸矫形器。⑤物理疗法以消炎止痛、改善功能为康复治疗目的，适用于骨质疏松急性腰背疼痛。常用的方法有超短波疗法、脉冲超短波疗法、脉冲短波疗法、微波分米波疗法、半导体激光疗法、冷疗法等。

(2)股骨颈骨折：康复治疗包括主动运动、抗阻运动、矫形器的应用及物理疗法。运动治疗坚持早期活动原则。早期床上活动有利于预防肺部并发症、静脉栓塞、压疮和全身一般情况的改善。坚持早期负重原则。骨折获得准确复位和坚固而稳定的内固定后，术后 24 小时内即可允许保护性负重。坚固内固定和患者的早期活动是标准的治疗方法。手术治疗的目的是要使骨折端的固定坚固和稳定。重建骨性连接后，应使骨本身能承受明显的负荷。负重训练应使患者在有保护的情况下坚持免负荷——部分免负荷——全免负荷原则。经验证实，骨折得到良好的复位和内固定后，几乎可以立刻进行负重。对股骨颈骨折的经典研究发现：骨折复位可以接受时，早期负重对骨折愈合率没有不良影响。尽管如此,许多学者仍提倡在 X 线片上显示骨折明显愈合前只进行轻轻触地。

　　主动运动。①主动踝背伸与跖屈训练:患者仰卧位,将毛巾卷垫在小腿下,嘱患者主动背伸踝关节并保持片刻,然后跖屈并保持片刻,行此活动须保持膝关节伸直位;②髋膝屈曲运动:仰卧位,双下肢伸直、放松,缓慢将患肢屈髋屈膝滑向臀部,治疗师以手扶住患膝内侧,始终保持膝尖向上,然后缓慢返回至开始位置;③髋部等长收缩运动:仰卧位,双肘撑于治疗床,双下肢伸直,尽力收缩双侧臀肌并保持数秒然后放松;④主动髋内收运动:双手支撑直腿坐位,在两膝间放一枕头(厚约 12 cm),双腿用力挤压枕头约 5 秒然后放松;⑤主动髋外展运动:仰卧位,运动过程中始终保持脚尖向上,尽量缓慢向外移动患肢,然后返回到开始位置,放松患肢;⑥站位髋外展运动:靠墙站立,治疗师在健侧保护,双膝伸直,缓慢将患侧尽量向外摆动,再缓慢回到起点;⑦仰卧位直腿抬高运动:脊柱压缩性骨折者可双腿交替做,一侧股骨颈骨折者可做单腿直腿抬高运动;⑧卧位哑铃操:仰卧位,两手各握一哑铃,两臂伸直缓慢向两侧上举,还原后重复。

　　急性期一般只做非骨折部位的等张抗阻运动。方法是仰卧位,双上肢用哑铃或徒手施加阻力进行等张抗阻运动;健侧下肢缚以哑铃或其他合适的重物做等张抗阻运动;患侧下肢练习:仰卧位,双小腿垂于床边,在脚上缚以哑铃或其他合适的重物,以膝关节为轴心做伸展小腿练习。

　　矫形器的应用:股骨颈骨折行切开复位内固定术后,往往需要辅以外固定。闭合骨折复位以后对外固定的依赖性更强,故常须使用矫形器。一般可用髋外展矫形器或使用坐骨结节减重矫形器,能分担重力负荷,以减轻关节面受力,减轻疼痛,便于活动。

　　物理疗法以消炎止痛、改善局部血循环、促进骨折愈合、预防深静血栓形成、减少瘢痕和组织粘连、改善肢体功能活动为康复治疗目的。

　　(3)桡骨远端骨折。①运动治疗:急性期以主动等长运动或主动助力运动为主,可在站、坐、卧位握拳、轻度腕屈伸和尺桡偏运动,辅以维持关节活动度练习。恢复期以肌力和耐力的渐进抗阻力运动为主。其作用是维持并渐增骨量。每天坚持握力训练 30 分钟以上。②抗阻运动:急性期一般只做非骨折部位的等张抗阻运动,恢复期才做骨折部位的等张抗阻运动。

　　(4)肱骨近端骨折。常用方法见物理疗法。桡骨远端骨折和肱骨近端骨折:坐位,健侧上肢用哑铃或徒手施加阻力进行等张抗阻运动;仰卧位,在双下肢徒手施加阻力,或缚以哑铃或橡胶带,或其他合适的重物下做等张抗阻运动。

3.康复治疗注意事项

(1)骨质疏松性骨折进行外科治疗本身就有一定难度,尤其固定与维持复位后位置较困难,切忌暴力。

(2)对于用螺纹钉固定股骨颈骨折或用加压滑动鹅头钉及 γ 钉做转子间骨折固定的患者,因骨质疏松固定强度较差,不宜早期负重,否则会造成骨质被坚强的内固定物切割穿透或松脱而导致失败。

(3)骨质疏松采用骨水泥固定假体,易发生假体松动,早期应避免等张运动。

(4)椎体骨折的内固定手术患者由于椎弓根内松质骨的疏松,椎弓根螺钉固定容易松动、脱出,应避免过度屈伸的等张运动。

# 参 考 文 献

[1] 王保峰.创伤骨科中西医治疗学[M].天津:天津科学技术出版社,2020.

[2] 李桂勇.实用中医理论与诊治[M].北京:科学技术文献出版社,2020.

[3] 姚新.实用临床疾病中医诊治与康复[M].北京:科学技术文献出版社,2019.

[4] 朱文龙.骨科疾病诊治与康复训练[M].北京:中国纺织出版社,2020.

[5] 王轩.现代中医骨科理论与临床应用研究[M].长春:吉林科学技术出版社,2021.

[6] 周华江.实用骨科诊疗学[M].天津:天津科学技术出版社,2020.

[7] 郭凯.中医骨伤科疾病诊疗及护理[M].北京:科学技术文献出版社,2020.

[8] 李楠,莫文.骨伤内伤学[M].北京:人民卫生出版社,2021.

[9] 马辉,叶斌,陈友燕,等.中西医结合临床康复分级诊疗[M].上海:上海科学技术出版社,2020.

[10] 李吉平,王岩,李波.中医骨伤科学[M].贵阳:贵州科技出版社,2020.

[11] 王海彬,穆晓红.实验骨伤科学[M].北京:人民卫生出版社,2021.

[12] 杨鸫祥,赵勇.中医骨伤科学[M].北京:中国中医药出版社,2020.

[13] 詹红生,杨凤云.中医骨伤科学[M].北京:人民卫生出版社,2021.

[14] 梁明.现代骨伤与骨病临床诊疗学[M].哈尔滨:黑龙江科学技术出版社,2020.

[15] 房波.实用骨科诊疗精要[M].长春:吉林科学技术出版社,2019.

[16] 宰庆书.临床骨科疾病诊治基础与进展[M].昆明:云南科技出版社,2020.

[17] 葛磊.临床骨科疾病诊疗[M].北京:科学技术文献出版社,2020.

[18] 韩永远.实用临床骨科治疗学[M].哈尔滨:黑龙江科学技术出版社,2020.

[19] 程军.新编骨科技术与临床应用[M].天津:天津科学技术出版社,2020.

[20] 杨庆渤.现代骨科基础与临床[M].北京:科学技术文献出版社,2020.

[21] 吕浩.临床骨科疾病诊断技巧与治疗方案[M].北京:科学技术文献出版

社,2021.

[22] 莫文.中医骨伤常见病证辨证思路与方法[M].北京:人民卫生出版社,2020.

[23] 黄辉春,原志红,李建德,等.实用骨伤科诊疗[M].北京:科学技术文献出版
社,2020.

[24] 刘密.骨伤科常见病中医药适宜技术[M].北京:中国中医药出版社,2020.

[25] 马勇.伤筋动骨无创疗法[M].郑州:河南科学技术出版社,2021.

[26] 赵文海,詹红生.中医骨伤科学[M].上海:上海科学技术出版社,2020.

[27] 陈新宇,王春英.中医正骨疗伤法[M].成都:四川科学技术出版社,2020.

[28] 樊效鸿,李刚.骨伤科手术学[M].北京:人民卫生出版社,2021.

[29] 周红海.骨伤科生物力学[M].北京:人民卫生出版社,2020.

[30] 卢敏.国医名师骨伤科诊治绝技[M].北京:科学技术文献出版社,2021.

[31] 刘建宇,李明.骨科疾病诊疗与康复[M].北京:科学技术出版社,2020.

[32] 刘凯.临床中西医常见疾病诊疗精要[M].北京:中国纺织出版社,2021.

[33] 栾金红,郭会利.骨伤影像学[M].北京:中国中医药出版社,2021.

[34] 田昭军.传统中医骨伤治疗学[M].天津:天津科学技术出版社,2020.

[35] 阮玉山,李菲,顾霄鹏.现代骨伤与骨病临床诊疗学[M].汕头:汕头大学出
版社,2020.

[36] 童培建,钟滢.重视膝骨关节炎的中西医结合规范诊疗——《膝骨关节炎中
医诊疗指南(2020 年版)》解读[J].中医正骨,2021,33(10):6-8.

[37] 刘静,李蓉,王娜.中西医结合医院临床护士中医辨证能力现状及影响因素
研究[J].护理管理杂志,2021,21(6):402-405.

[38] 郑炜.中西医结合治疗痛风性关节炎研究进展[J].中国中医药现代远程教
育,2021,19(15):201-203.

[39] 原茵,王瑾源,赵舒武,等.医学专家谈中西医结合发展——何清湖教授访谈
录[J].天津中医药大学学报,2021,40(5):545-548.

[40] 余泽晏.中西医结合治疗腰间盘突出症的临床疗效分析[J].世界复合医学,
2021,7(4):79-81.